백 세까지 건강한 뇌, 백 문제로 치매 예방

100세 100문
인지 강화 두뇌 퀴즈

WG Contents Group 지음

북핀

추천사

뇌 건강의 중요성은 나이나 시기의 문제가 아닙니다. 한창 왕성한 사회활동을 하는 50대, 60대부터 혹시나 하며 치매를 걱정하는 나이의 어르신까지, 그리고 그분들을 챙기는 가족분들과 지역사회의 관련 종사자분들까지 우리 모두가 관심을 가져야 할 문제입니다.

100세 시대를 넘어 120세 시대까지 준비해야 한다는 말이 나오는 요즘에 가장 중요하게 떠오른 것 또한 뇌 건강입니다. 단순히 오래 사는 것이 아니라 건강하게 살기 위해서는 두뇌 운동을 게을리해서는 안 됩니다. 몸 건강을 위해 여러 가지 영양제를 챙겨 먹고 운동도 하는 것처럼 두뇌를 건강하게 만들기 위한 두뇌 운동을 꼭 해야 하고, 그중에서 가장 좋은 두뇌 운동은 매일 짧은 시간이라도 꾸준하게 뇌를 활성화시키는 것입니다.

<100세 100문 인지강화 두뇌퀴즈>는 매일 한 쪽씩 문제를 풀면서 뇌를 활성화하는 생활 습관을 잡는 데 도움이 되는 책입니다. 경도인지장애 또는 치매를 예방하는 차원에서, 가정의 어르신뿐만 아니라 지역사회의 여러 돌봄 기관의 학습지로서도 큰 도움이 될 책입니다.

이 책을 통해 우리 사회 모두가 뇌 건강의 중요성을 인식하고 서로서로 챙기고 살피는 계기가 되면 좋겠습니다.

사회복지사 정남희

100세 100문 인지 강화 두뇌 퀴즈

백 세까지 건강한 뇌, 백 문제로 치매 예방

인지 강화에 도움이 되는 20가지 유형의 퀴즈 100문제

문제 유형	문제번호				
뒤섞인 글자 바로 쓰기	1	21	41	61	81
조건에 맞는 색깔과 모양 찾기	2	22	42	62	82
도형[그림] 문제	3	23	43	63	83
한글 찾아 읽기	4	24	44	64	84
자음 모음 찾기	5	25	45	65	85
비교하기	6	26	46	66	86
겹치는 글자 찾기	7	27	47	67	87
다섯 고개 단어 맞히기	8	28	48	68	88
수 계산하기	9	29	49	69	89
뒤집힌 글자 바로 쓰기	10	30	50	70	90
반대말 연결하기	11	31	51	71	91
빈칸에 숫자 채우기	12	32	52	72	92
그림 속담 완성하기	13	33	53	73	93
공통으로 들어갈 글자 찾기	14	34	54	74	94
숫자 연결하기	15	35	55	75	95
다른 낱말 찾기	16	36	56	76	96
숨은 단어 찾기	17	37	57	77	97
규칙대로 계산하기	18	38	58	78	98
끝말 잇기	19	39	59	79	99
글자가 뜻하는 색깔 찾기	20	40	60	80	100

1
뒤섞인 글자 바로 쓰기

날짜: 년   월   일   요일   이름:

순서가 뒤섞인 글자를 바르게 써 주세요.

고 돌 래 ➡ 돌 고 래

지 아 버 ➡ ☐ ☐ ☐

육 탕 수 ➡ ☐ ☐ ☐

카 머 리 락 ➡ ☐ ☐ ☐ ☐

성 리 만 장 ➡ ☐ ☐ ☐ ☐

2
조건에 맞는 색깔과 모양 찾기

날짜: 년 월 일 요일   이름:

[보기]의 조건에 맞는 색깔 도형을 찾아 보세요.

보기
빨간색 | 삼각형

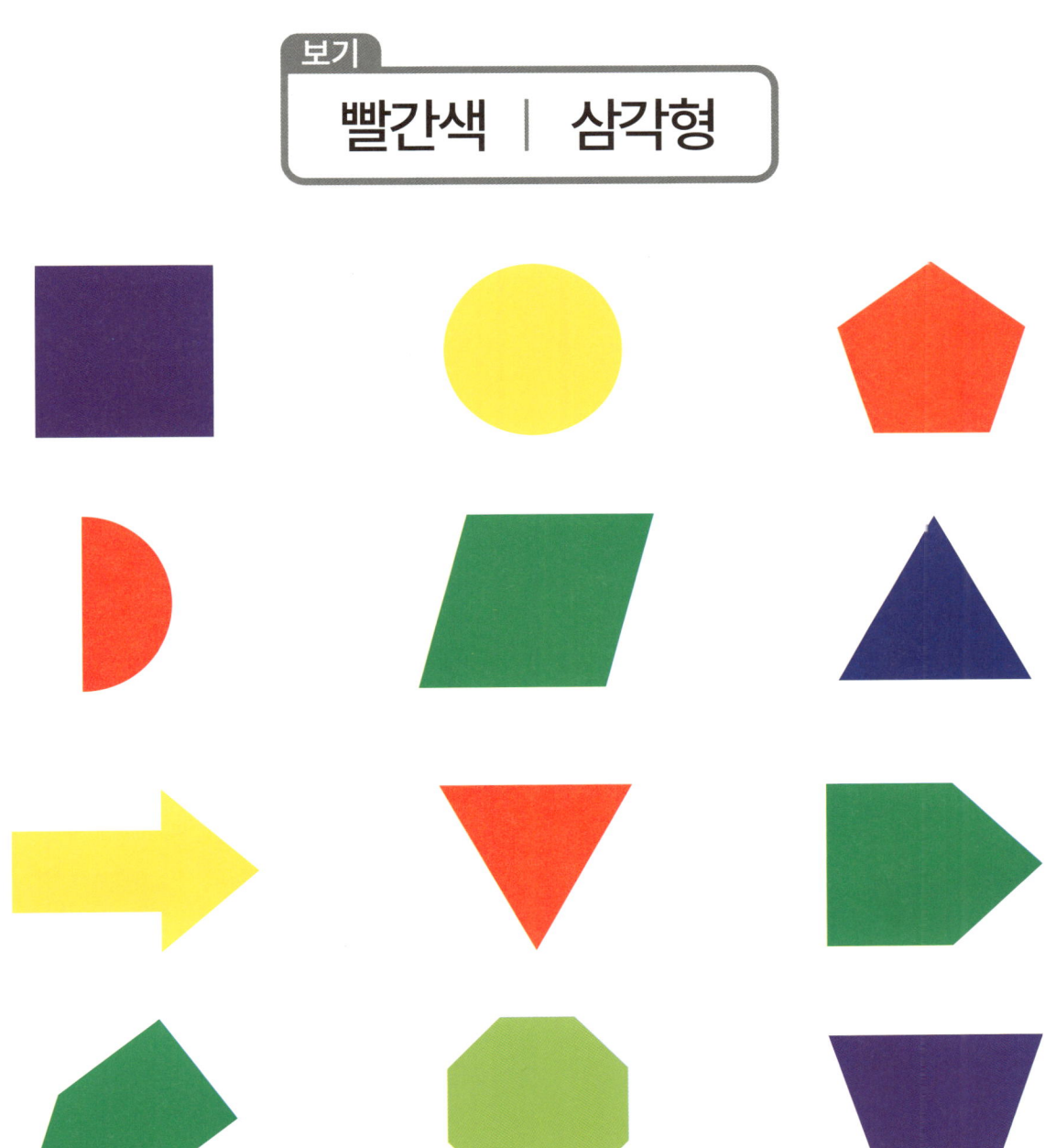

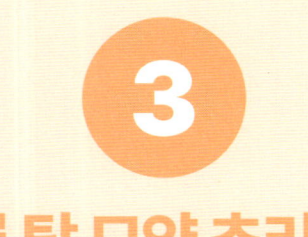

블록 탑 모양 추리하기

날짜: 년 월 일 요일   이름:

위에서 내려다본 블록 탑을 옆에서 보았을 때 <가>에 해당하는 색은 무엇인가요?

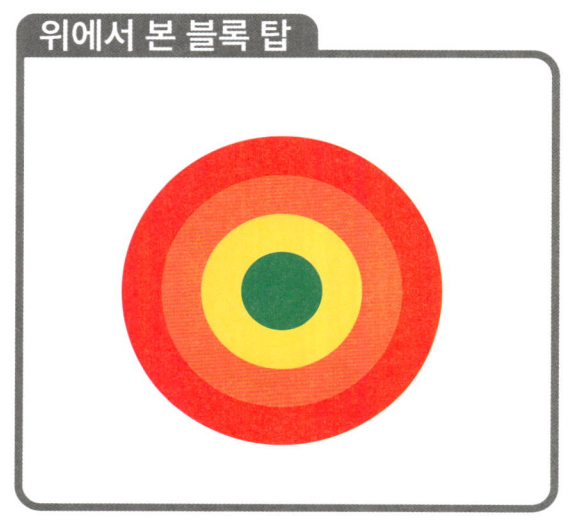
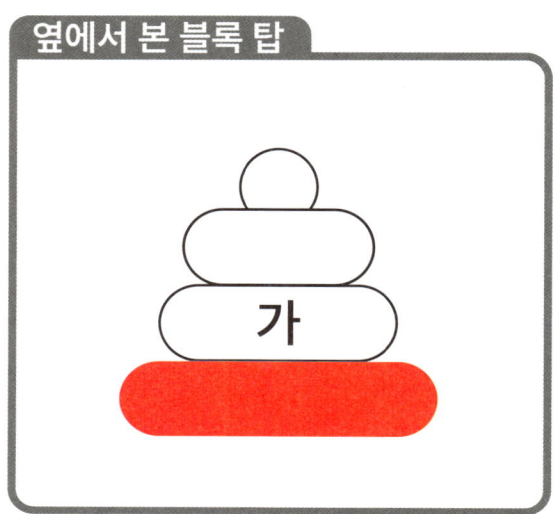

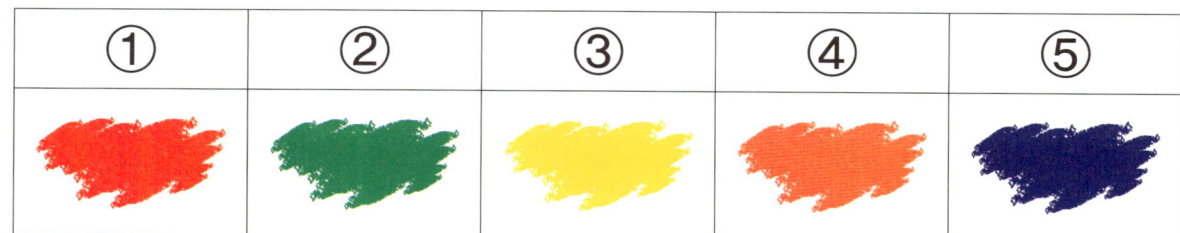

4 한글 찾아 읽기

날짜: 년   월   일   요일   이름:

한글에 동그라미를 치면서 읽어 보세요.

세	3	+	상		9	을
A		살		6	아	N
=	보	2	@	니	H	★
건	7	Y	강	Q	5	이
&		최	8		고	Z
1	더	4	C	라	X	南

5
자음 모음 찾기

날짜: 년 월 일 요일   **이름:**

다음 단어의 자음과 모음을 찾아 보세요.

희망

ㅗ	ㄱ	ㅎ	ㅑ
ㅁ	ㅓ	ㅠ	ㅢ
ㅖ	ㅏ	ㅈ	ㄴ
ㄷ	ㅇ	ㄹ	ㅣ

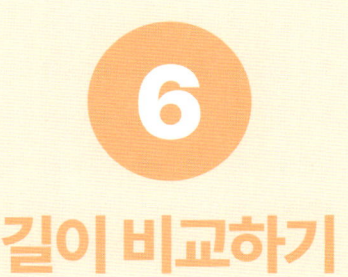

길이 비교하기

날짜: 년 월 일 요일 **이름:**

가장 짧은 것부터 순서대로 번호를 써 주세요.

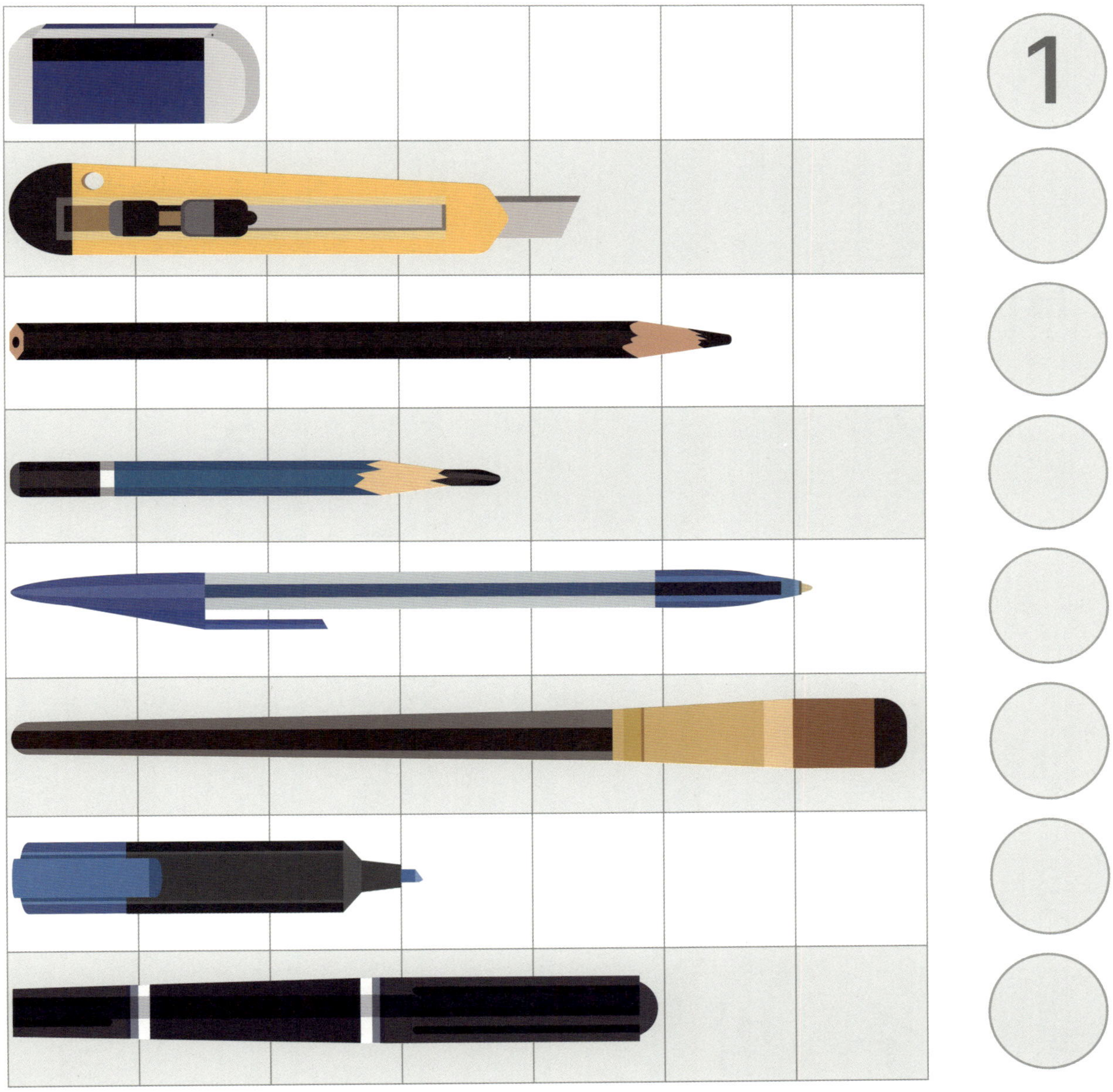

①

7

겹치는 글자 찾기

날짜: 년 월 일 요일   이름:

겹치는 글자를 [보기]에서 찾아 적어 주세요.

보기
~~행~~ 표 거 차

비 **행** 기
　　사
　　장

자
동
주 　 장

기
차
　 주 박

자 전 ☐
　　짓
　　말

8 다섯 고개 단어 맞히기

날짜: 년   월   일   요일   이름:

다음 설명에 맞는 정답을 적어 보세요.

1. 이것은 동물입니다.

2. 주로 사람이 키워요.

3. 12간지(띠) 동물 중 하나입니다.

4. 특정한 울음소리로 표현합니다.

5. 뚱뚱한 사람을 놀릴 때도 쓰는 말이죠.

초성 힌트: ㄷ ㅈ

정답: _____

9

수 계산하기: 덧셈

날짜:　　　년　월　일　요일　　이름:

왼쪽 두 상자의 과일 수를 더해 주세요.

🍍🍍🍍	🍍🍍	3+2=5
🍌×10	🍌×5	
🍊×6	🍊×5	
🍓×7	🍓×5	

10
뒤집힌 글자 바로 쓰기

날짜: 년 월 일 요일   **이름:**

뒤집힌 글자를 바르게 써 주세요.

버주제

해운대

손수건

포도나

11 반대말 연결하기

날짜: 년 월 일 요일   이름:

반대말끼리 짝지어 연결해 보세요.

가깝다 •   • 낮다

나오다 •   • 좁다

넓다 •   • 얇다

높다 •   • 멀다

두껍다 •   • 적다

많다 •   • 들어가다

12
빈칸에 숫자 채우기

날짜:　　　년　월　일　요일　　이름:

작은 수부터 차례로 빈칸을 채워 주세요.

1. | 2 | 3 | | | |

2. | | 31 | 32 | | |

3. | 18 | | 20 | | 22 |

4. | 55 | | | 58 | |

5. | 88 | | | 91 | |

13
그림 속담 완성하기

날짜: 년   월   일   요일   이름:

그림을 보고 속담을 완성해 보세요.

1.

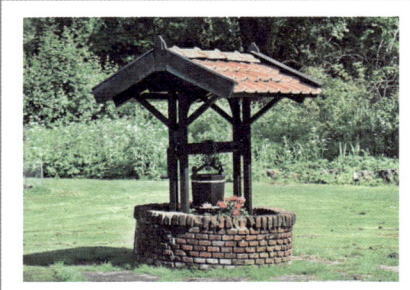 [   ]에 가 숭늉 찾는다.

2.

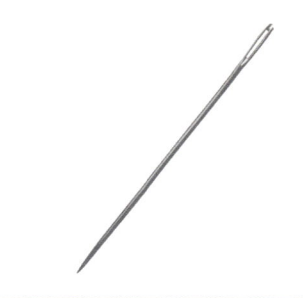 무쇠도 갈면 [   ]이 된다.

3.

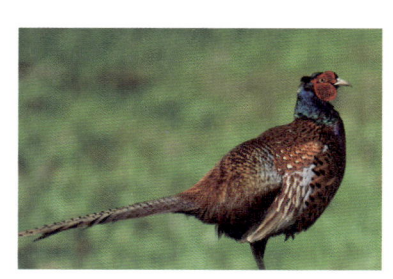 [   ] 대신 닭

14
공통으로 들어갈 글자 찾기

날짜: 년 월 일 요일   이름:

빈 곳에 공통으로 들어갈 글자를 적어 주세요.

눈
- ○꺼풀
- ○사람
- ○치코치

- ○일러
- 건강○험
- ○디가드

- 이○표
- 보○달
- 들기○

- 고추○
- 불○난
- ○유유서

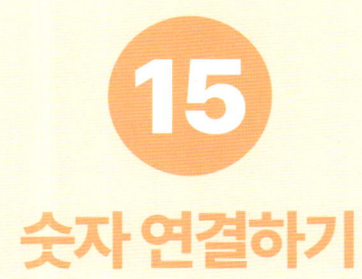

숫자 연결하기

날짜: 년 월 일 요일   이름:

1~25를 순서대로 연결하는 선을 그려 주세요.

1	14	15	18	17
2	3	13	16	19
7	4	5	12	20
8	6	11	21	24
9	10	22	23	25

16 다른 낱말 찾기

날짜: 년 월 일 요일   이름:

다른 보기와 관련이 없는 낱말을 찾아 주세요.

1. ① 서울 ② 부산 ③ 대구 ④ 중국 ⑤ 대전

2. ① 사각형 ② 삼각형 ③ 혈액형 ④ 마름모 ⑤ 원

3. ① 참외 ② 참치 ③ 수박 ④ 복숭아 ⑤ 딸기

4. ① 파랑 ② 노랑 ③ 초록 ④ 빨강 ⑤ 한강

5. ① 맵다 ② 짜다 ③ 싱겁다 ④ 푸르다 ⑤ 달다

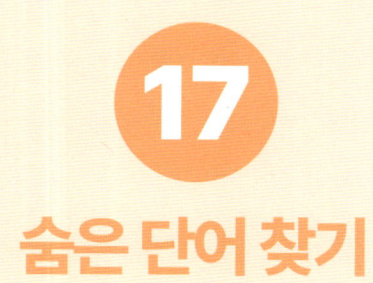

숨은 단어 찾기

날짜: 년 월 일 요일 **이름:**

[보기]의 단어를 찾아 보세요. (가로, 세로)

보기
복숭아 포도 파인애플 사과

대	말	원	오	순	동
양	복	숭	아	내	의
장	초	이	터	판	사
피	미	스	프	제	과
파	인	애	플	수	련
편	자	기	포	도	중

18
규칙대로 계산하기

날짜: 년   월   일   요일   이름:

국기가 나타내는 숫자를 넣어 계산하세요.

🇳🇿	🇸🇪	🇹🇷	🇷🇴
2	3	5	11

🇳🇿 + 🇹🇷 = 2 + 5 = 7

🇸🇪 + 🇷🇴 = ☐ + ☐ = ☐

🇷🇴 - 🇳🇿 = ☐ - ☐ = ☐

🇳🇿 × 🇸🇪 = ☐ × ☐ = ☐

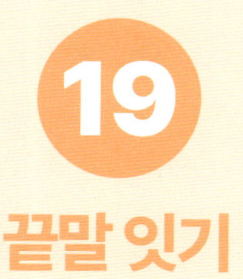

끝말 잇기

날짜: 년 월 일 요일   이름:

앞말의 끝글자가 뒷말의 첫글자가 되도록 끝말 잇기를 해보세요.

예시: 산책 → 책가방 → 방학 → 학생

1. 요리사 → ☐ 진 ☐ → 기차

2. 배우 → ☐ ☐ → 산파 → 파리

3. 가수 → 수 ☐ 일 → 일요일 → 일기

4. 여행 → 행복 → 복덕방 → ☐ ☐

글자가 뜻하는 색깔 찾기

날짜: 년   월   일   요일   이름:

글자가 뜻하는 색깔을 찾아 보세요.

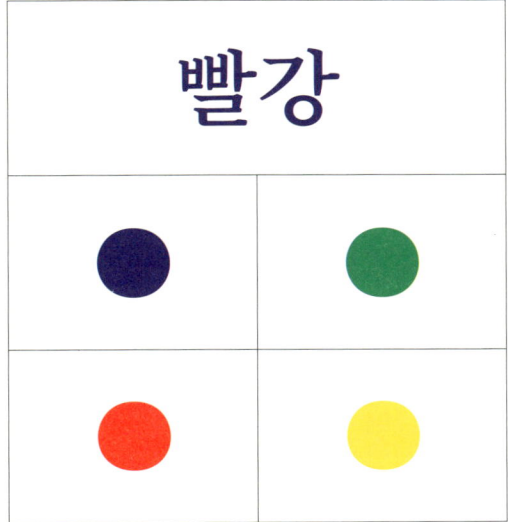

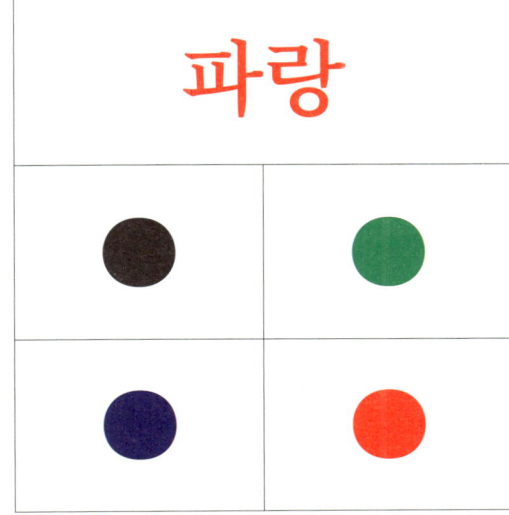

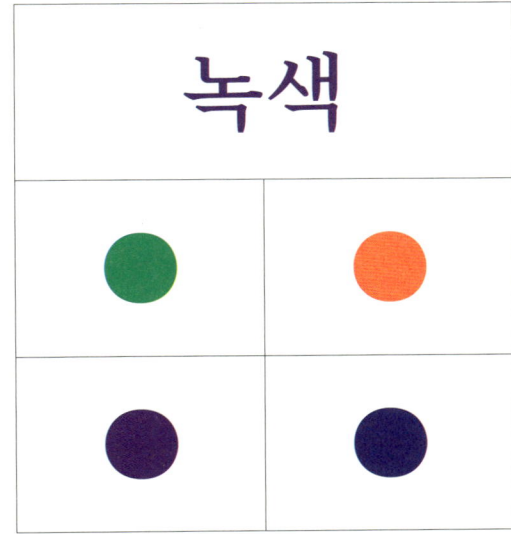

21
뒤섞인 글자 바로 쓰기

날짜: 년   월   일   요일   이름:

순서가 뒤섞인 글자를 바르게 써 주세요.

양 고 이 → 고 양 이

거 자 전 → ☐ ☐ ☐

개 육 장 → ☐ ☐ ☐

레 텔 비 전 → ☐ ☐ ☐ ☐

무 수 만 강 → ☐ ☐ ☐ ☐

22

조건에 맞는 색깔과 모양 찾기

날짜: 년 월 일 요일 이름:

[보기]의 조건에 맞는 색깔 도형을 찾아 보세요.

보기

주황색 | 원

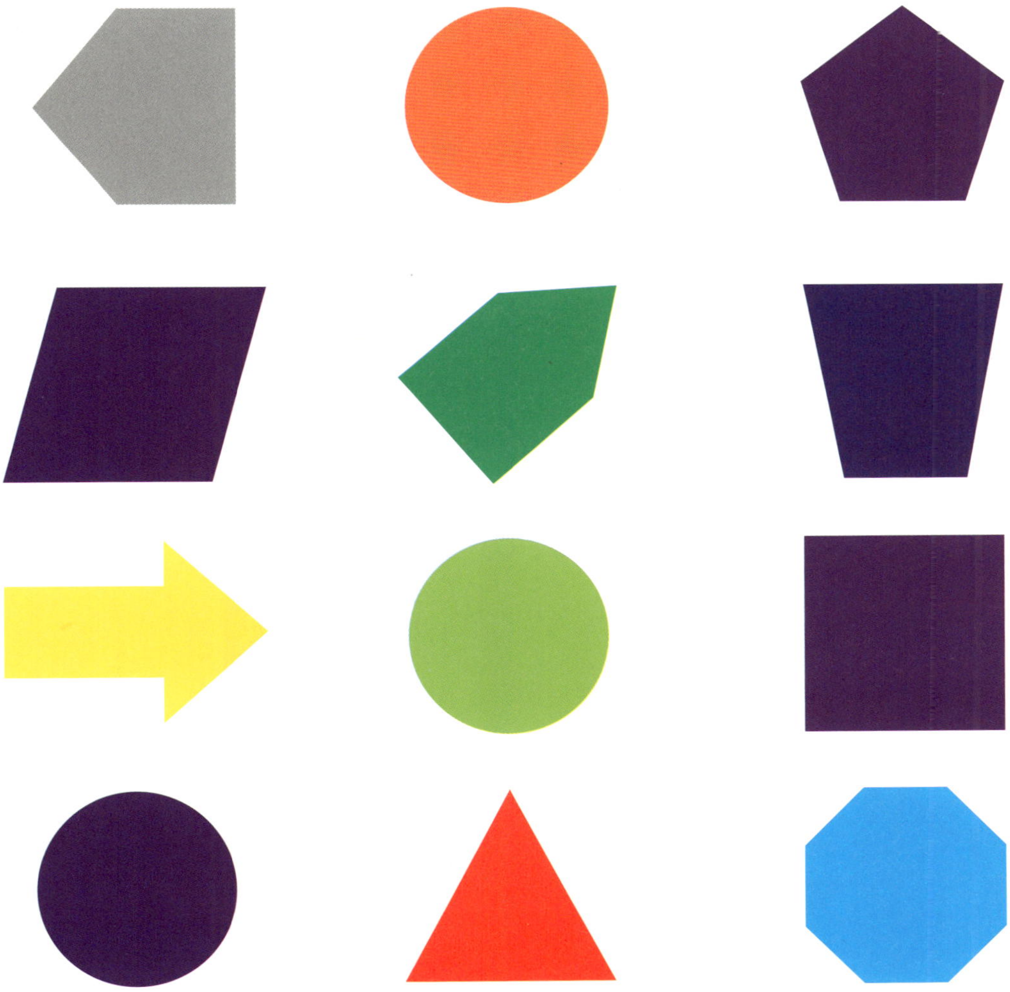

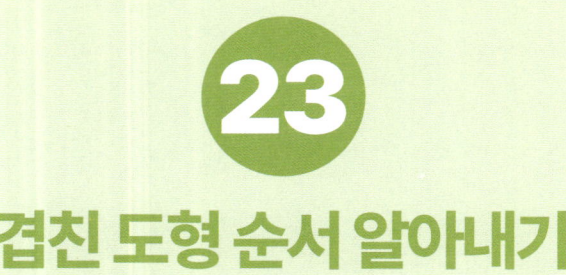

겹친 도형 순서 알아내기

날짜: 년   월   일   요일   이름:

가장 밑에 있는 막대부터 겹친 순서대로 번호를 적어 주세요.

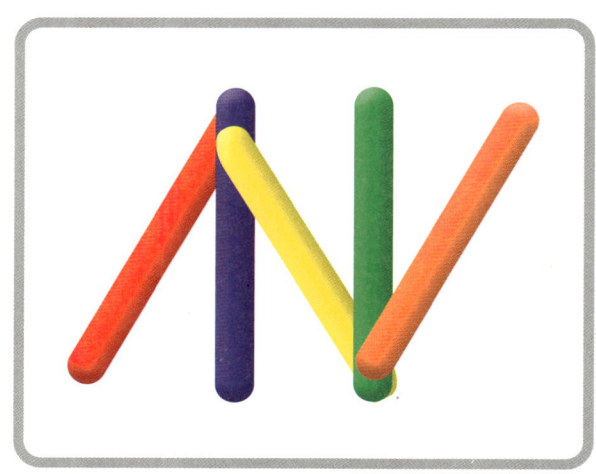

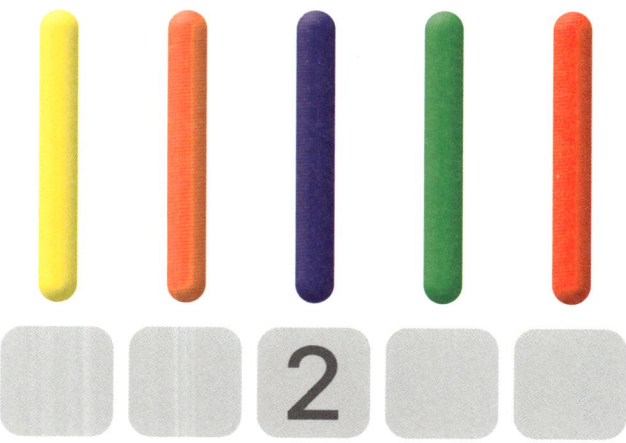

24
한글 찾아 읽기

날짜: 년 월 일 요일   이름:

한글에 동그라미를 치면서 읽어 보세요.

잘	★	5	물	A	0	든
H	●	단	Q	7	풍	B
♣	은	9	▲	봄	♠	8
꽃	+	2	보	N	W	다
3	P	아	♥	9	름	=
R	답	G	■	다	ㅗ	㉠

25
자음 모음 찾기

날짜: 년 월 일 요일   이름:

다음 단어에 맞는 자음과 모음을 찾아 보세요.

화목

ㅎ	ㄴ	ㅜ	ㅗ
ㅌ	ㅁ	ㅣ	ㅋ
ㅔ	ㅘ	ㅍ	ㅛ
ㅈ	ㅅ	ㅊ	ㄱ

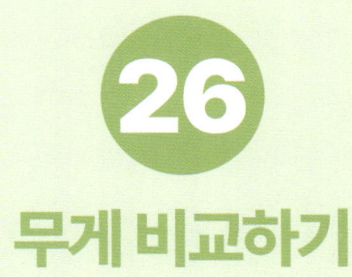

무게 비교하기

날짜: 년 월 일 요일 이름:

무게가 가장 많이 나가는 것부터 순서대로 번호를 써 주세요.

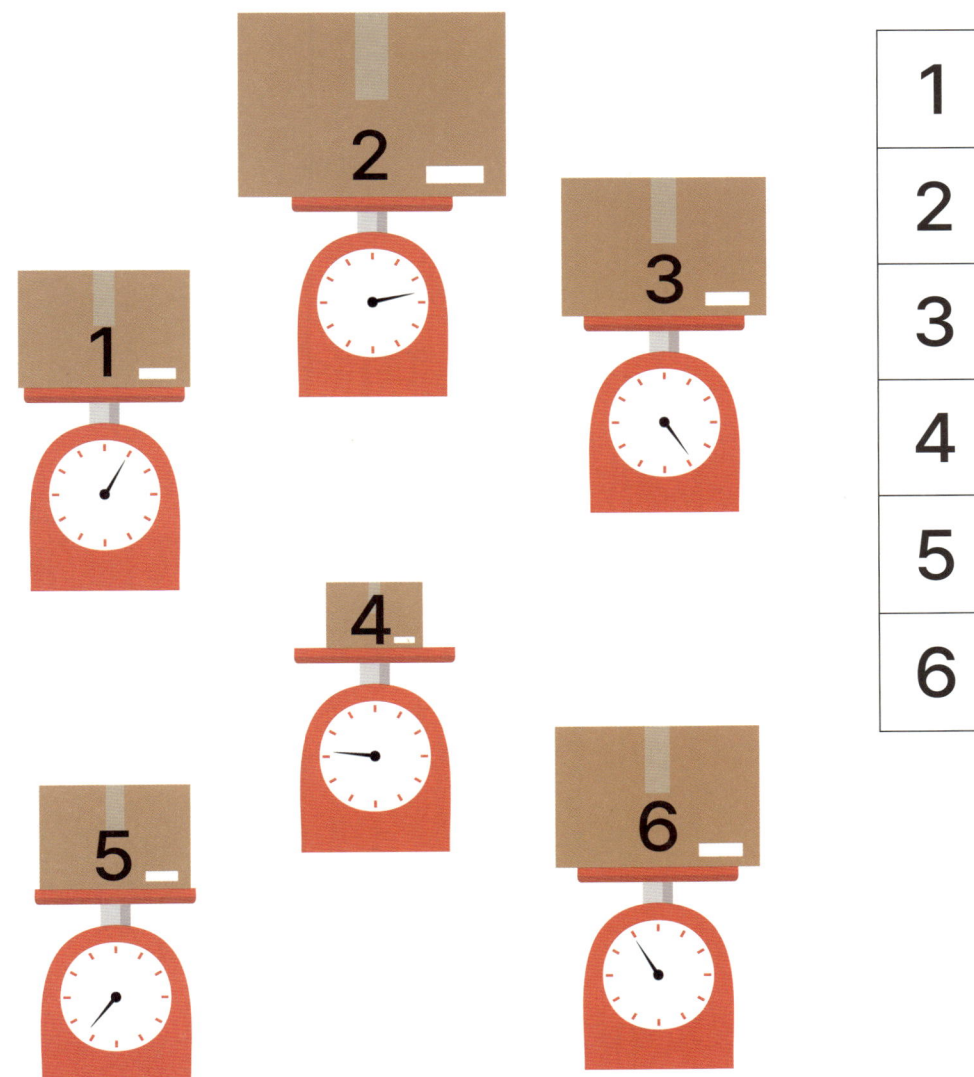

1	6
2	
3	
4	
5	
6	

27 겹치는 글자 찾기

날짜: 년 월 일 요일 **이름:**

겹치는 글자를 [보기]에서 찾아 적어 주세요.

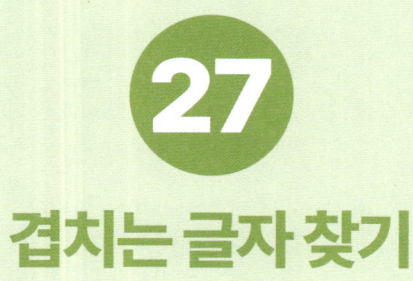

보기: 개 탕 국 장

육 개 장
　　나
　　리

칼
미 역 ☐
　　 수

감
자
☐ 수 육

　짜
된 ☐ 국
　면

28
다섯 고개 단어 맞히기

날짜: 년   월   일   요일   이름:

다음 설명에 맞는 정답을 적어 보세요.

1. 이것은 과일입니다.

2. 크기도 크고 무게도 나가는 편이에요.

3. 여름을 대표하는 과일 중 하나입니다.

4. 껍질의 색깔과 속의 색깔이 아주 달라요.

5. 'OO 겉 핥기'라는 속담이 있어요.

초성 힌트: ㅅ ㅂ

정답: _____

29

수 계산하기: 뺄셈

날짜:　　년　월　일　요일　　이름:

각각 몇 개의 과일을 먹었을까요?

원래의 과일	남아 있는 과일	먹은 과일
🍍🍍🍍	🍍🍍	3-2=1
🍌×8	🍌×5	
🍊×6	🍊×5	
🍓×8	🍓×5	

30
뒤집힌 글자 바로 쓰기

날짜: 년 월 일 요일 **이름:**

뒤집힌 글자를 바르게 써 주세요.

해바라기

저울대

고양이

강아지

31 반대말 연결하기

날짜: 년 월 일 요일　**이름:**

반대말끼리 짝지어 연결해 보세요.

겉　•　　　　　•세로

가로　•　　　　　•뒤

앞　•　　　　　•실패

남자　•　　　　　•속

성공　•　　　　　•끝

처음　•　　　　　•여자

32 빈칸에 숫자 채우기

날짜: 년   월   일   요일   이름:

큰 수부터 차례로 빈칸을 채워 주세요.

1. | 10 | 9 | | | |

2. | 99 | | | | 95 |

3. | 30 | 29 | | | |

4. | 22 | | | | 18 |

5. | 45 | | 43 | | |

33
그림 속담 완성하기

날짜: 년 월 일 요일   이름:

그림을 보고 속담을 완성해 보세요.

1.

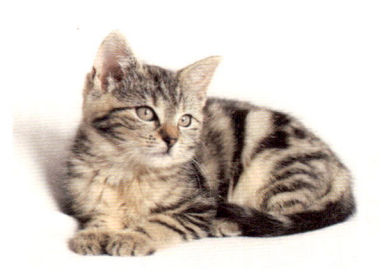 [   ] 목에 방울 달기

2.

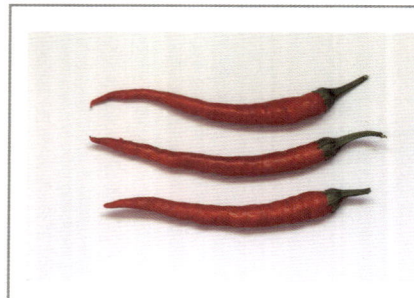 작은 [   ]가 맵다.

3.

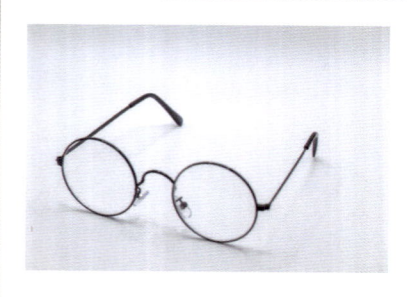 제 눈에 [   ]이다.

34 공통으로 들어갈 글자 찾기

날짜: 　년　월　일　요일　　이름:

빈 곳에 공통으로 들어갈 글자는 무엇인가요?

해 — 망망대○ / ○돋이 / ○수욕장

 — 운○화 / ○그라미 / ○서남북

 — ○거머리 / ○옥수수 / 교통경○

 — 동치○ / ○꾸라지 / ○끄럼틀

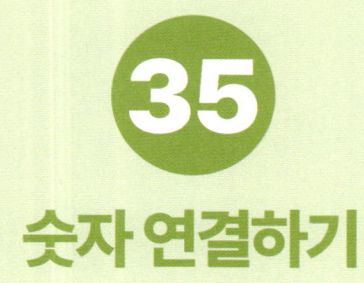

숫자 연결하기

날짜: 년   월   일   요일   이름:

짝수를 찾아 작은 수부터 순서대로 연결해 주세요.

2	3	33	21	27
4	81	10	17	19
13	6	15	16	23
43	5	25	32	28
51	99	40	11	9

36 다른 낱말 찾기

날짜: 년 월 일 요일   이름:

다른 보기와 관련이 없는 낱말을 찾아 주세요.

1. ① 가수 ② 과학자 ③ 화가 ④ 며느리 ⑤ 의사

2. ① 비행기 ② 버스 ③ 신발 ④ 택시 ⑤ 기차

3. ① 광어 ② 복어 ③ 고등어 ④ 오징어 ⑤ 중국어

4. ① 무화과 ② 안과 ③ 치과 ④ 산부인과 ⑤ 피부과

5. ① 장구 ② 북 ③ 발레 ④ 태평소 ⑤ 꽹과리

37 숨은 단어 찾기

날짜: 년   월   일   요일   이름:

[보기]의 단어를 찾아 보세요. (가로, 세로)

보기 개나리   벚꽃   목련   철쭉

반	가	천	끝	개	니
벚	꽃	다	발	나	내
번	수	늘	놀	리	랑
화	목	금	토	자	난
미	련	철	쭉	꾸	반
선	절	쿵	짝	만	장

38
규칙대로 계산하기

날짜: 　　년　월　일　요일　　이름:

계산식을 보고 각 그림에 해당하는 숫자를 맞혀 보세요.

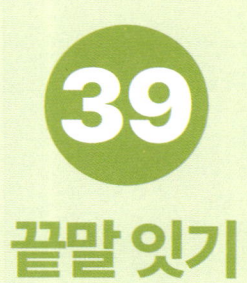

끝말 잇기

날짜: 년   월   일   요일   이름:

앞말의 끝글자가 뒷말의 첫글자가 되도록 끝말 잇기를 해보세요.

| 예시 | 산책 → 책가방 → 방학 → 학생 |

1. 깨소금 → ☐ 메 ☐ → 달력

2. 등불 → ☐ ☐ → 빛깔 → 깔때기

3. 갈치 → 치 ☐ 폭 → 폭탄 → 탄생

4. 명태 → 태극기 → 기회 → ☐ ☐ ☐

40

글자가 뜻하는 색깔 찾기

날짜: 년 월 일 요일   **이름:**

글자가 뜻하는 색깔을 찾아 보세요.

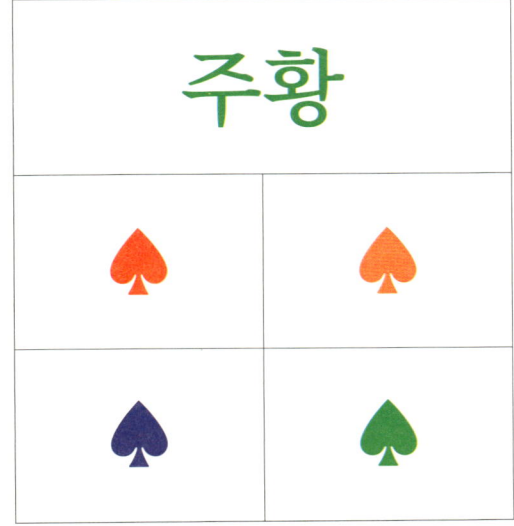
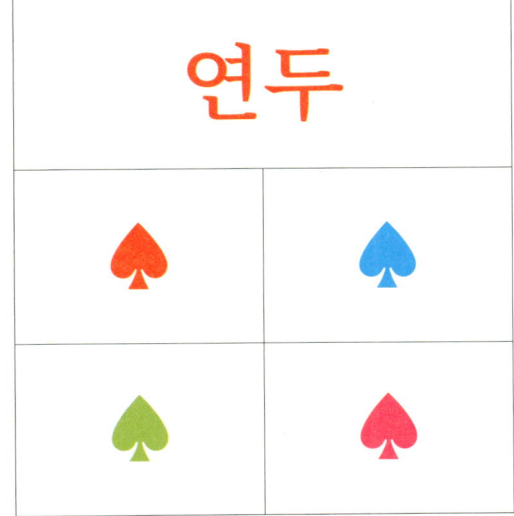
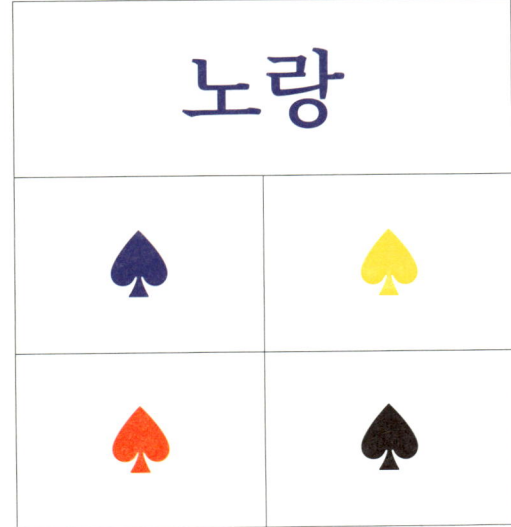
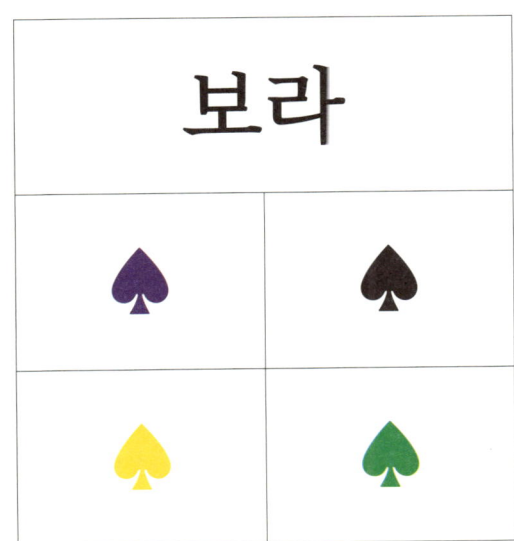

41

뒤섞인 글자 바로 쓰기

날짜: 년 월 일 요일   이름:

순서가 뒤섞인 글자를 바르게 써 주세요.

루 캥 거 ➡ 캥 거 루

화 운 동 ➡ ☐ ☐ ☐

앞 마 치 ➡ ☐ ☐ ☐

트 마 폰 스 ➡ ☐ ☐ ☐ ☐

신 라 데 렐 ➡ ☐ ☐ ☐ ☐

조건에 맞는 색깔과 모양 찾기

날짜: 년   월   일   요일   이름:

[보기]의 조건에 맞는 색깔 도형을 찾아 보세요.

보기
노란색 | 정사각형

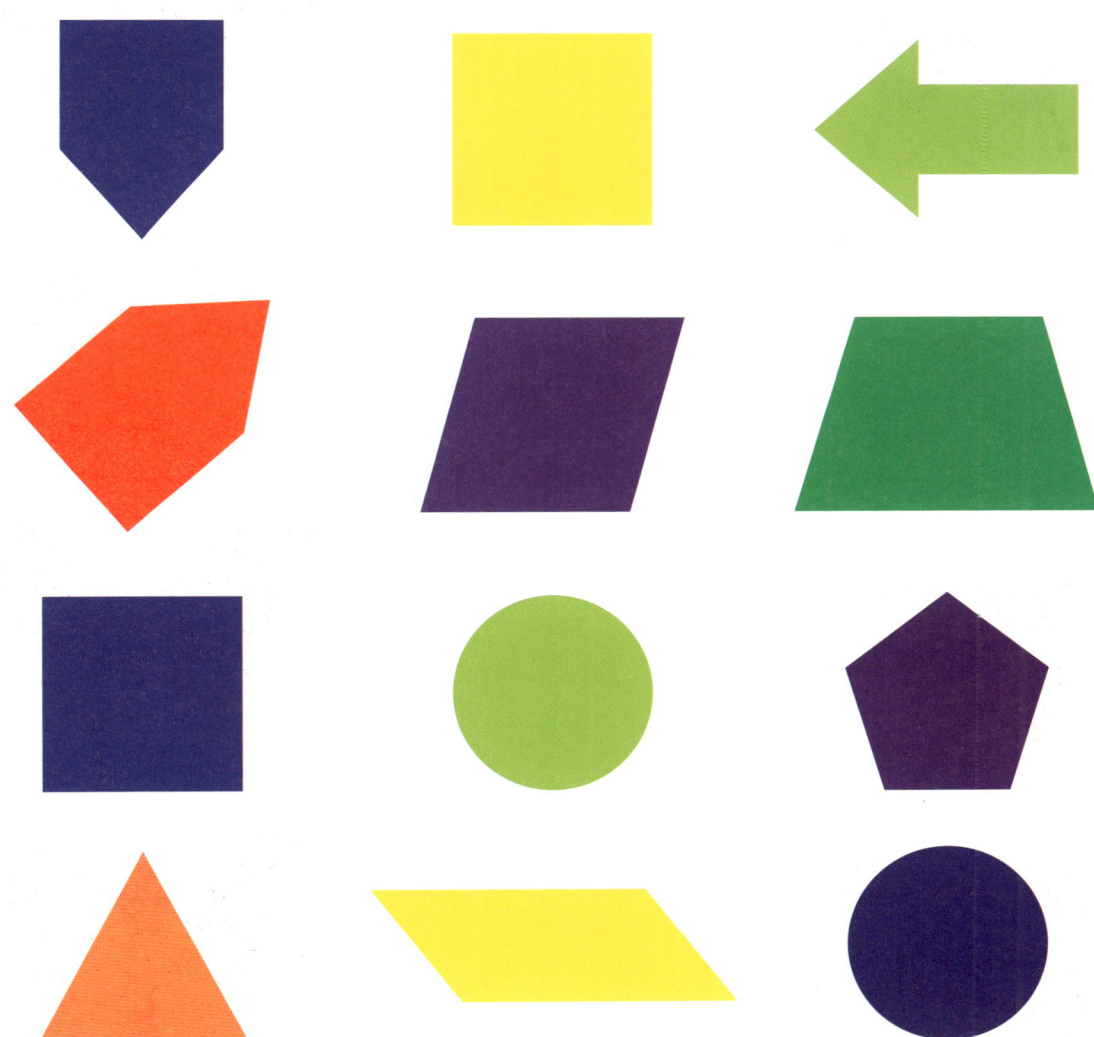

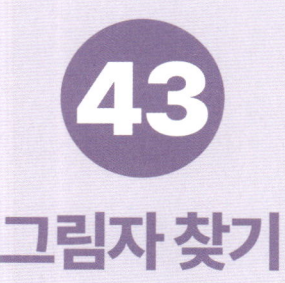

그림자 찾기

날짜: 년   월   일   요일   이름:

왼쪽의 그림자에 해당하는 나비를 찾아 선을 그어 연결해 주세요.

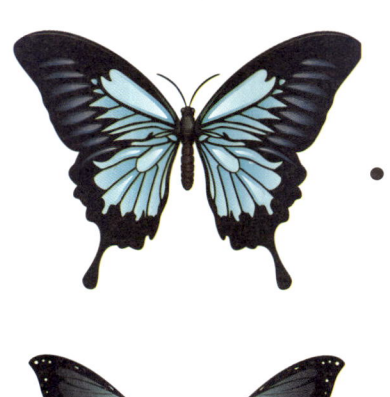 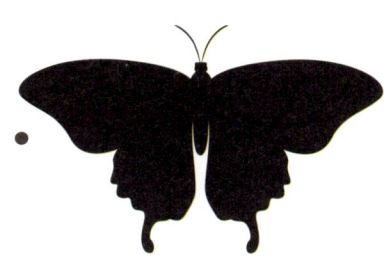

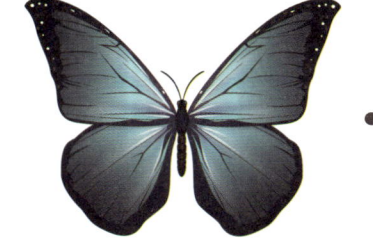 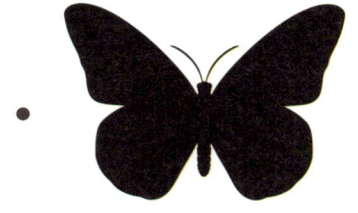

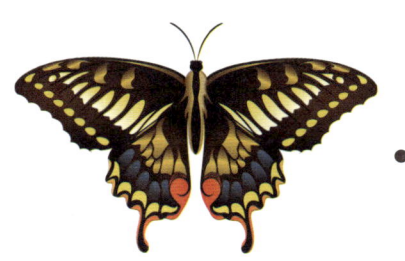 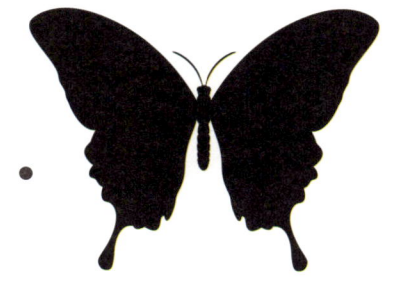

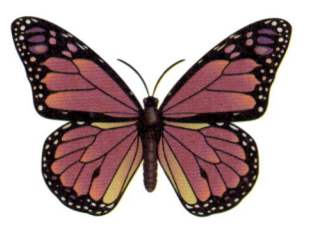 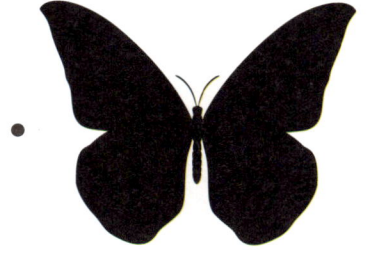

44

한글 찾아 읽기

날짜:　　　년　월　일　요일　　이름:

한글에 동그라미를 치면서 읽어 보세요.

예	◆	2	쁜	@	8	것
T	%	을	●	V	보	4
E	고	#	Z	편	♠	Y
한	&	C	소	J	6	리
♣	W	를	M	3	든	▲
G	자	東	♀	ffl		À

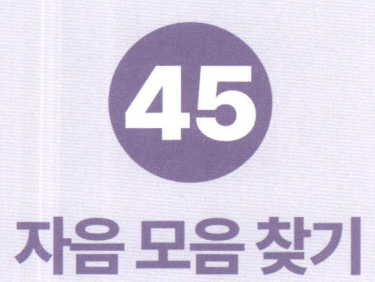

자음 모음 찾기

날짜: 　년　월　일　요일　**이름:**

다음 단어의 자음과 모음을 찾아 보세요.

존경

ㅁ	ㅈ	ㅓ	ㄹ
ㅗ	ㅛ	ㄱ	ㅏ
ㅎ	ㅕ	ㄴ	ㅠ
ㄷ	ㅡ	ㅑ	ㅇ

크기 비교하기

날짜: 년   월   일   요일   이름:

가장 작은 공부터 순서대로 번호를 써 주세요.

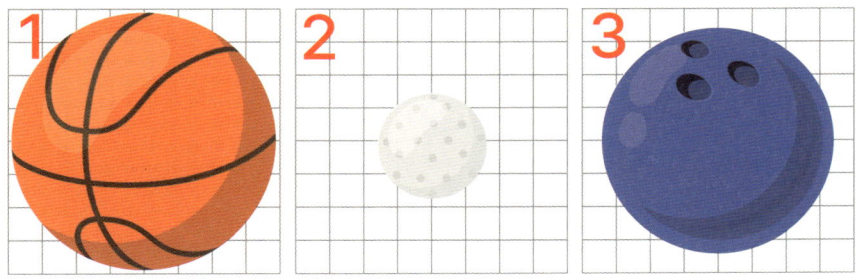

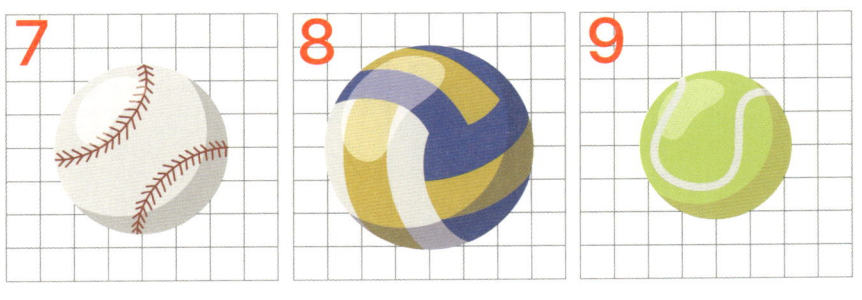

1	6
2	
3	
4	
5	
6	
7	
8	
9	

47

겹치는 글자 찾기

날짜: 년 월 일 요일   **이름:**

겹치는 글자를 [보기]에서 찾아 적어 주세요.

보기: 화̶ 베 트 관

전 화 기
　 장
　 실

현
　 광 객
　 문

　 란 다
트
남

아
파
　 로 트

48
다섯 고개 단어 맞히기

날짜: 년   월   일   요일   이름:

다음 설명에 맞는 정답을 적어 보세요.

1. 이것은 음식입니다.
2. 많은 사랑을 받는 한국의 전통 음식입니다.
3. 잔치나 명절에 먹는 음식 중 하나입니다.
4. 당근, 양파, 버섯, 고기, 시금치 등 다양한 재료가 들어가요.
5. 쫄깃한 당면과 여러 채소를 볶아서 버무려요.

초성 힌트: ㅈ ㅊ

정답: _____

49

수 계산하기: 덧셈

날짜: 년 월 일 요일 이름:

조각 케이크의 수를 더해 주세요.

(6조각)	(2조각)	6+2=8
(4조각)	(4조각)	
(2조각)	(5조각)	
(7조각)	(4조각)	

50
뒤집힌 글자 바로 쓰기

날짜: 년 월 일 요일　**이름:**

뒤집힌 글자를 바르게 써 주세요.

베드팔

냉장고

강풍기

강사기

51
반대말 연결하기

날짜:　　　년　월　일　요일　　이름:

반대말끼리 짝지어 연결해 보세요.

낮　•　　　　　　　•아이

어른•　　　　　　　•밤

안　•　　　　　　　•나중

공격•　　　　　　　•밖

위　•　　　　　　　•수비

먼저•　　　　　　　•아래

52

빈칸에 숫자 채우기

날짜: 년   월   일   요일   이름:

2씩 늘어나게 빈칸에 숫자를 채워 주세요.

1. | 3 | 5 | 7 | | 11 |

2. | 5 | | 9 | | |

3. | 10 | 12 | | | 18 |

4. | 92 | | | | 100 |

5. | 11 | | | | 19 |

53
그림 속담 완성하기

날짜:　　　년　월　일　요일　　이름:

그림을 보고 속담을 완성해 보세요.

1.

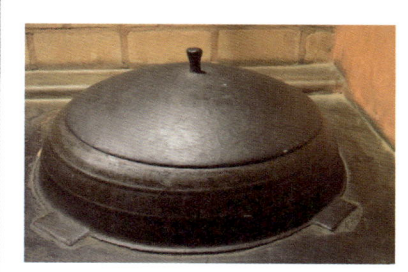 자라 보고 놀란 가슴 [　　　] 보고 놀란다.

2.

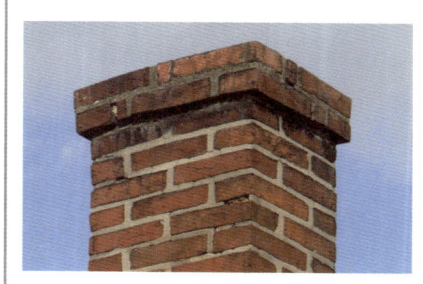 아니 땐 [　　]에 연기나랴.

3.

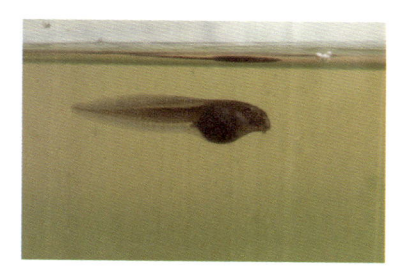 개구리 [　　　　]적 생각 못 한다.

54 공통으로 들어갈 글자 찾기

날짜: 년 월 일 요일 **이름:**

빈 곳에 공통으로 들어갈 글자는 무엇인가요?

산	계○기
	부동○
	금수강○

○날한시
엄동설○
대○민국

공○도덕
○소기업
백발백○

장○대
○립운동
주경야○

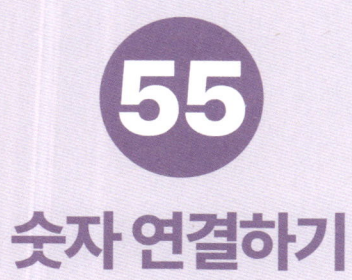

숫자 연결하기

날짜: 　　년　월　일　요일　　**이름:**

홀수를 찾아 작은 수부터 순서대로 연결해 주세요.

12	3	33	26	8
11	21	35	16	18
14	80	41	39	22
44	6	55	53	28
50	99	40	4	92

56 다른 낱말 찾기

날짜: 년   월   일   요일   이름:

다른 보기와 관련이 없는 낱말을 찾아 주세요.

1. ① 손목 ② 양말 ③ 팔꿈치 ④ 허리 ⑤ 무릎

2. ① 캐나다 ② 제주도 ③ 일본 ④ 덴마크 ⑤ 중국

3. ① 야구 ② 농구 ③ 축구 ④ 친구 ⑤ 배구

4. ① 과학 ② 국어 ③ 영어 ④ 수학 ⑤ 방학

5. ① 토요일 ② 월요일 ③ 미사일 ④ 목요일 ⑤ 수요일

57 숨은 단어 찾기

날짜: 년 월 일 요일   이름:

[보기]의 단어를 찾아 보세요. (가로, 세로)

보기
칼국수 청국장 비빔밥 삼계탕

개	불	물	완	동	코
캉	금	냉	비	빔	밥
칼	국	수	조	무	도
로	선	제	림	청	둑
리	삼	계	탕	국	화
등	산	곡	극	장	미

58
규칙대로 계산하기

날짜: 년   월   일   요일   이름:

기호에 해당하는 숫자를 이용해 계산하세요.

★	●	◎	◆	♣	♡
1	3	2	4	8	5

★ + ● + ◎ =

◆ + ♣ + ♡ =

★ + ♡ − ● =

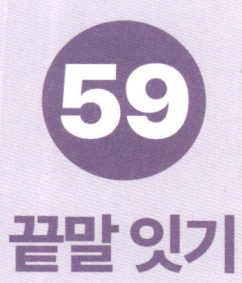

끝말 잇기

날짜: 년 월 일 요일   이름:

앞말의 끝글자가 뒷말의 첫글자가 되도록 끝말 잇기를 해보세요.

예시) 산책 → 책가방 → 방학 → 학생

1. 우표 → ☐ 지 ☐ → 판자

2. 맷돌 → ☐ ☐ → 풍경 → 경찰관

3. 소금 → 금 ☐ 산 → 산보 → 보자기

4. 버선 → 선풍기 → 기업 → ☐ ☐

60
글자가 뜻하는 색깔 찾기

날짜:　　년　월　일　요일　　이름:

글자가 뜻하는 색깔을 찾아 보세요.

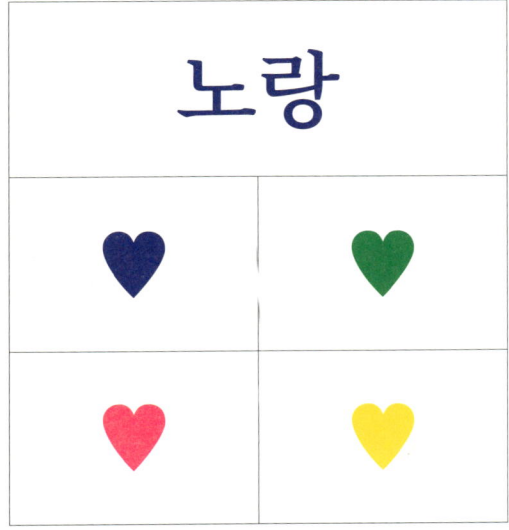
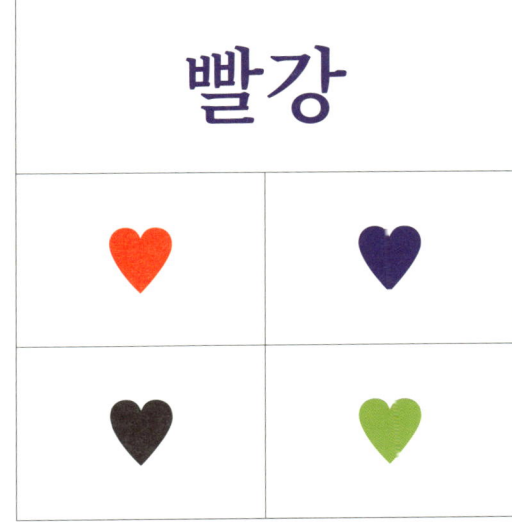
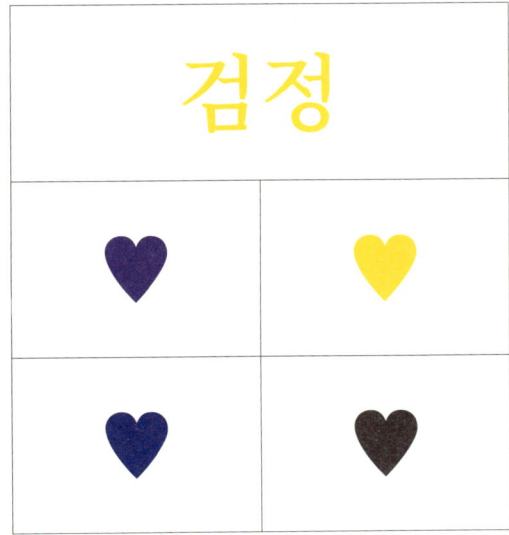
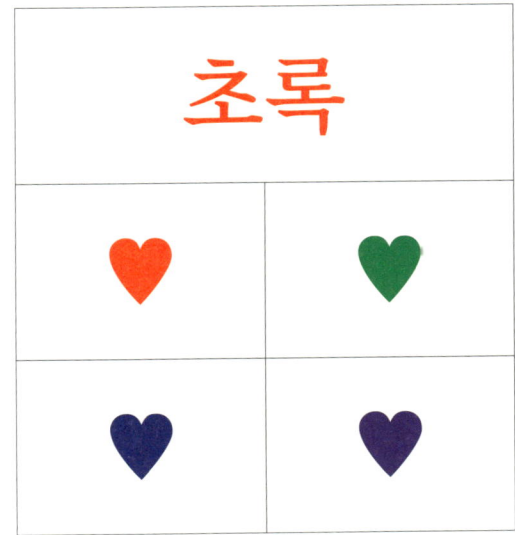

61
뒤섞인 글자 바로 쓰기

날짜: 년 월 일 요일 **이름:**

순서가 뒤섞인 글자를 바르게 써 주세요.

무 새 앵 → 앵 무 새

계 삼 탕 → ☐ ☐ ☐

관 문 현 → ☐ ☐ ☐

지 풍 리 수 → ☐ ☐ ☐ ☐

스 글 선 라 → ☐ ☐ ☐ ☐

조건에 맞는 색깔과 모양 찾기

날짜: 년   월   일   요일   이름:

[보기]의 조건에 맞는 색깔 도형을 찾아 보세요.

보기
노란색 | 화살표

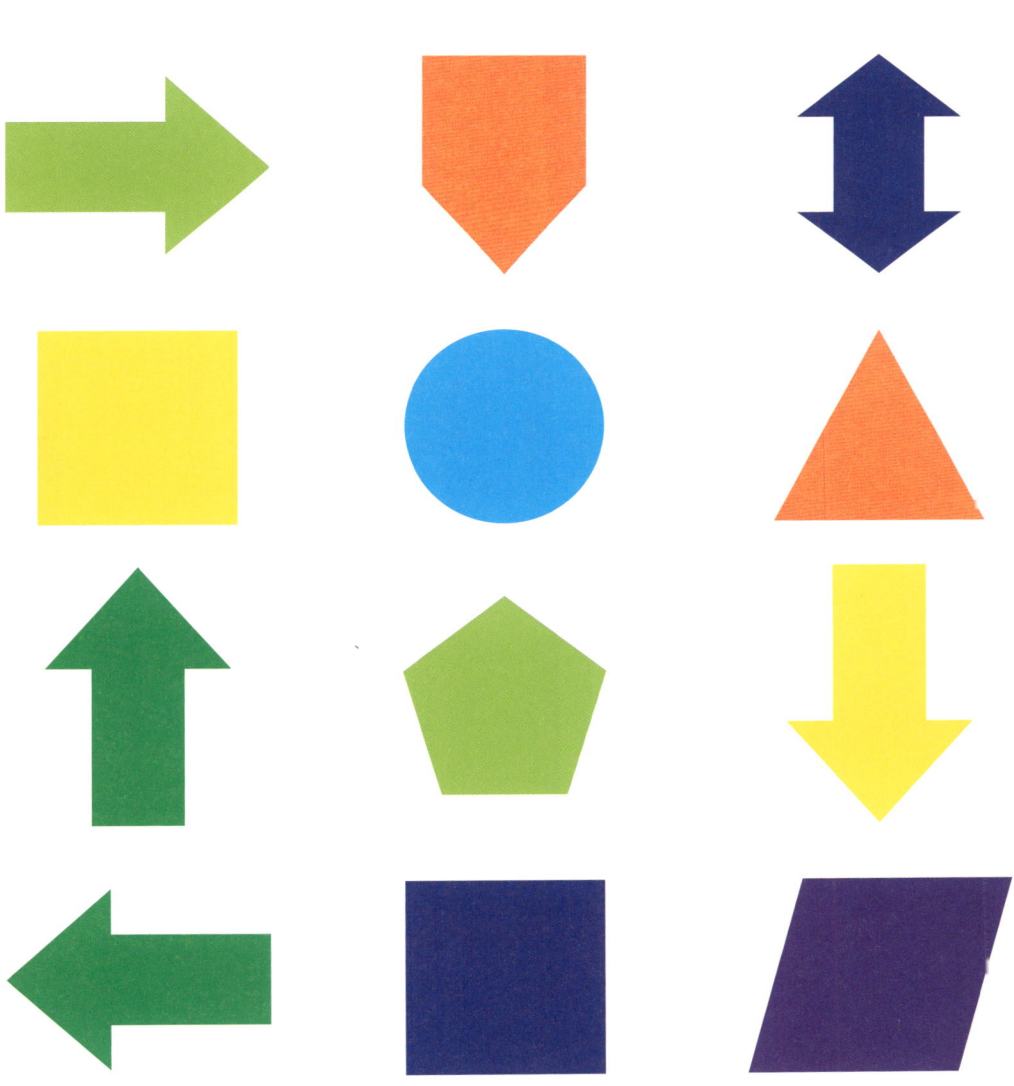

63
그림 반쪽 찾기

날짜: 년   월   일   요일   이름:

서로의 짝이 되는 그림끼리 연결해 주세요.

64
한글 찾아 읽기

날짜: 년   월   일   요일   이름:

한글에 동그라미를 치면서 읽어 보세요.

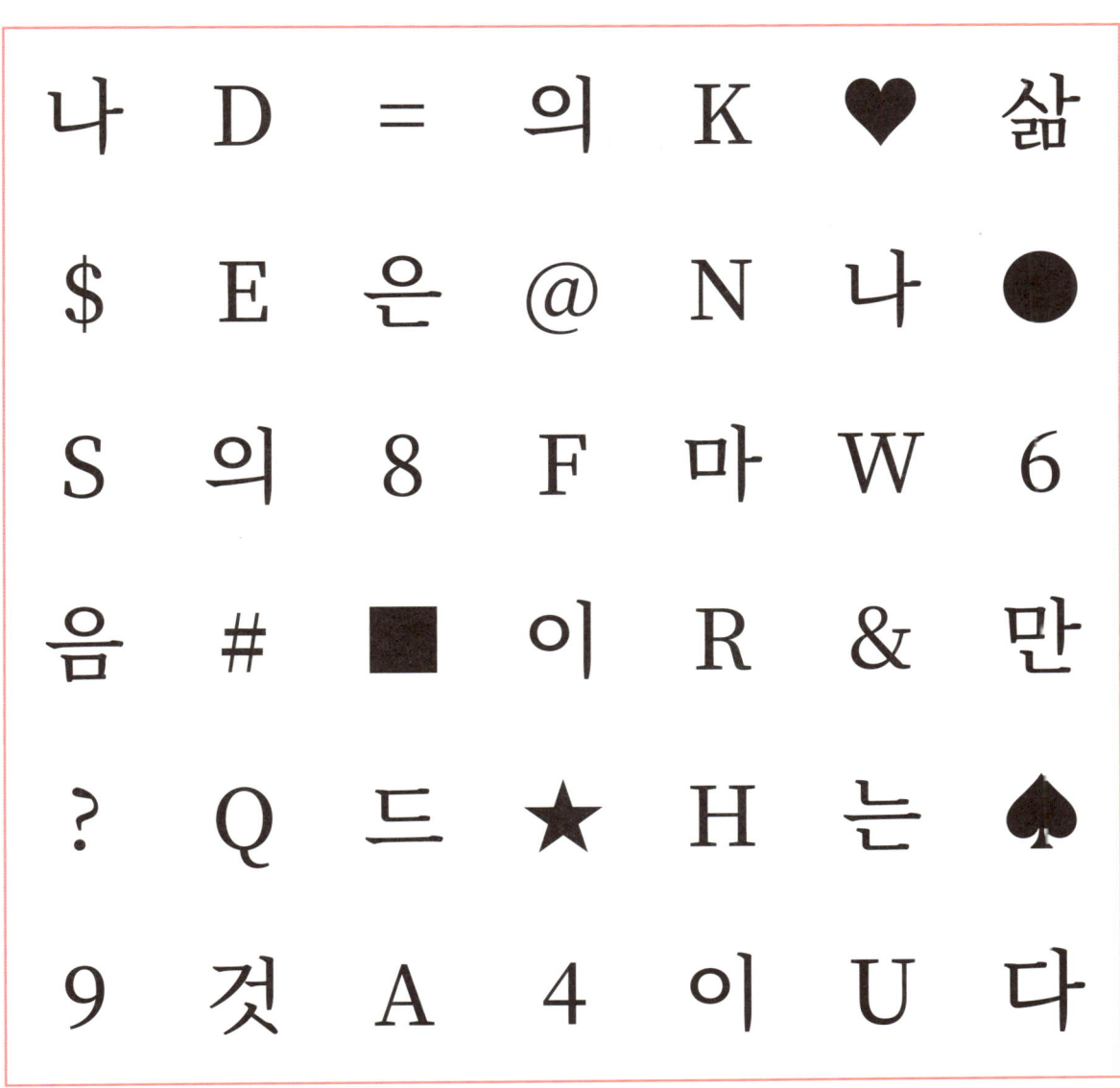

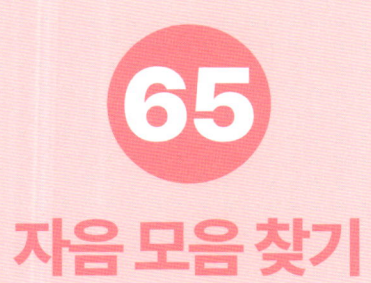

자음 모음 찾기

날짜: 년 월 일 요일   이름:

다음 단어에 맞는 자음과 모음을 찾아 보세요.

| 달콤 |

ㅌ	ㅏ	ㅑ	ㄴ
ㄷ	ㄱ	ㅋ	ㅜ
ㅛ	ㄹ	ㅈ	ㅗ
ㅇ	ㅓ	ㅁ	ㅂ

66
개수 비교하기

날짜: 년 월 일 요일 **이름:**

달걀 개수가 가장 많은 것부터 번호를 적어 주세요.

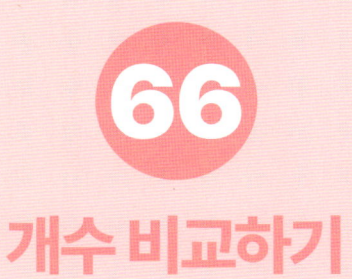
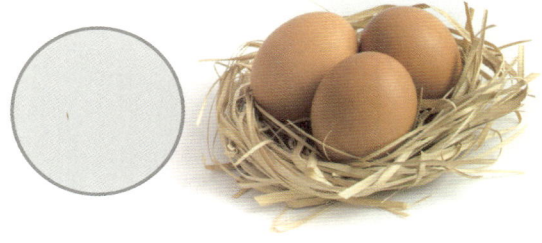
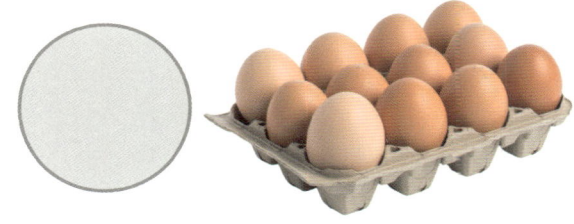
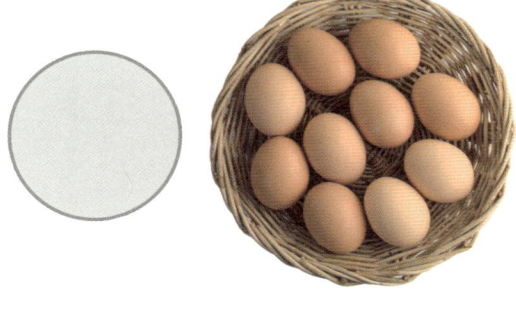

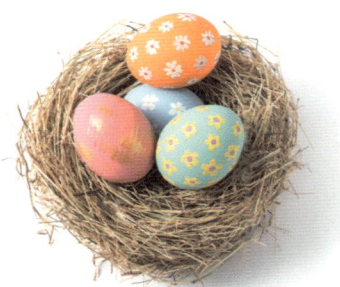

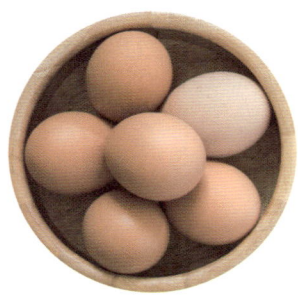

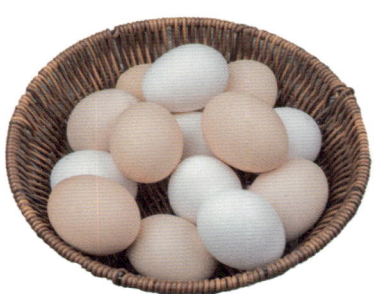

67
겹치는 글자 찾기

날짜: 년   월   일   요일   이름:

겹치는 글자를 [보기]에서 찾아 적어 주세요.

보기
~~궁~~ 선 화 홍

무 궁 화
　 둥
　 이

금
잔
영 　 관

백
일
　 길 동

수
진 　 미
　 화

68

다섯 고개 단어 맞히기

날짜:　　　년　월　일　요일　　이름:

다음 설명에 맞는 정답을 적어 보세요.

1. 이것은 일 년 중 특정한 하루예요.

2. 우리나라의 국경일 중 하나이고요.

3. 세종대왕이 만든 것과 관련이 있어요.

4. 한국의 문자를 기념하는 날입니다.

5. 날짜는 10월 9일이랍니다.

초성 힌트: ㅎ ㄱ ㄴ

정답: _____

69

수 계산하기: 뺄셈

날짜: 년   월   일   요일   이름:

예시를 참고해 뺄셈식을 써 보세요.

(피망 10개, 4개 묶음)	10-4=6
(가지 8개, 3개 묶음)	8-3=5
(버섯 10개, 4개 묶음)	10-4=6
(토마토 6개, 2개 묶음)	6-2=4

70 뒤집힌 글자 바로 쓰기

날짜: 년 월 일 요일   이름:

뒤집힌 글자를 바르게 써 주세요.

윤개창

미연수

바장편

비묘밥

71
반대말 연결하기

날짜:　　　년　월　일　요일　　이름:

반대말끼리 짝지어 연결해 보세요.

있다　•　　　　　　　•다르다

가볍다•　　　　　　　•닫다

열다　•　　　　　　　•없다

같다　•　　　　　　　•무겁다

크다　•　　　　　　　•어렵다

쉽다　•　　　　　　　•작다

72
빈칸에 숫자 채우기

날짜: 년   월   일   요일   이름:

빈칸에 숫자를 채워 주세요.

1. $3 + 5 = \square + 4$

2. $7 + 3 = 4 + \square$

3. $\square + 6 = 5 + 4$

4. $4 + \square = 1 + 6$

73
그림 속담 완성하기

날짜:　　　년　월　일　요일　　이름:

그림을 보고 속담을 완성해 보세요.

1.
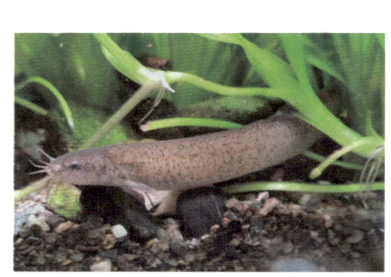
[　　　　　] 한 마리가 온 웅덩이를 흐린다.

2.
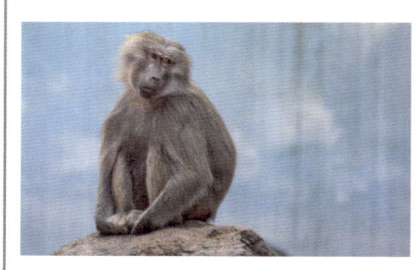
[　　　　] 도 나무에서 떨어진다.

3.
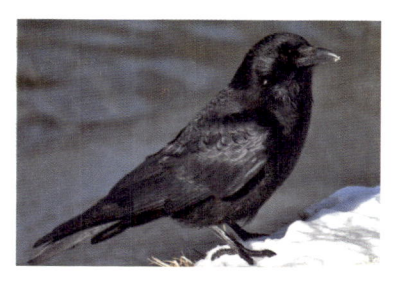
[　　　　] 날자 배 떨어진다.

74 공통으로 들어갈 글자 찾기

날짜: 년 월 일 요일 **이름:**

빈 곳에 공통으로 들어갈 글자는 무엇인가요?

진	○달래
	고○감래
	기념사○

	○생님
	유람○
	직사광○

	싱크○
	문전박○
	야외무○

	○통사고
	고등학○
	○도소

75
숫자 연결하기

날짜:　　　　년　　월　　일　　요일　　　이름:

값이 짝수가 되는 것을 찾아 작은 수부터 순서대로 연결해 주세요.

1+1	2×2	3+2	5+6
1+12	3×3	3+3	4×2
10+6	7+7	6×2	5+5
1+8	11+7	10×2	1+16

76 다른 낱말 찾기

날짜: 년   월   일   요일   이름:

다른 보기와 관련이 없는 낱말을 찾아 주세요.

1. ① 김치전 ② 파전 ③ 녹두전 ④ 감자전 ⑤ 산전수전

2. ① 판사 ② 세무사 ③ 불국사 ④ 변호사 ⑤ 간호사

3. ① 호랑이 ② 어린이 ③ 원숭이 ④ 고양이 ⑤ 코끼리

4. ① 토성 ② 화성 ③ 금성 ④ 남성 ⑤ 목성

5. ① 장미 ② 개미 ③ 개나리 ④ 국화 ⑤ 튤립

77 숨은 단어 찾기

날짜:　　　년　월　일　요일　　이름:

[보기]의 단어를 찾아 보세요. (가로, 세로)

보기

윷놀이　연날리기　화투　제기차기

시	연	날	리	기	국
터	널	뛰	어	지	하
머	그	화	장	제	사
연	도	투	석	기	척
모	개	구	슬	차	력
걸	윷	놀	이	기	도

78
규칙대로 계산하기

날짜: 년 월 일 요일   이름:

각 자리수를 합하였을 때 10 이상이 되는 경우를 찾아 색칠해 보세요.

23	47	89	62	72	40
12	36	67	31	22	19
25	17	85	28	83	50
63	68	42	62	61	24
10	54	38	31	71	33
44	55	79	90	27	99

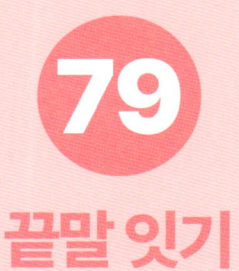

끝말 잇기

날짜: 년   월   일   요일   이름:

앞말의 끝글자가 뒷말의 첫글자가 되도록 끝말 잇기를 해보세요.

예시) 산책 → 책가방 → 방학 → 학생

1. 서울 → □ 름 □ → 도망

2. 부산 → □□ → 소설 → 설악산

3. 대전 → 전 □ 기 → 기초 → 초원

4. 광주 → 주인공 → 공기 → □□

글자가 뜻하는 색깔 찾기

날짜: 년 월 일 요일   이름:

글자가 뜻하는 색깔을 찾아 보세요.

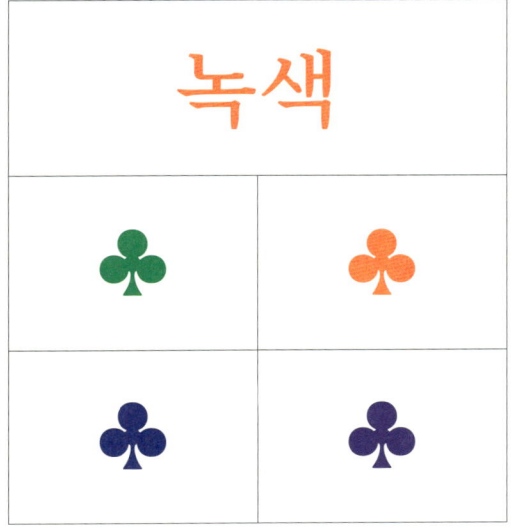
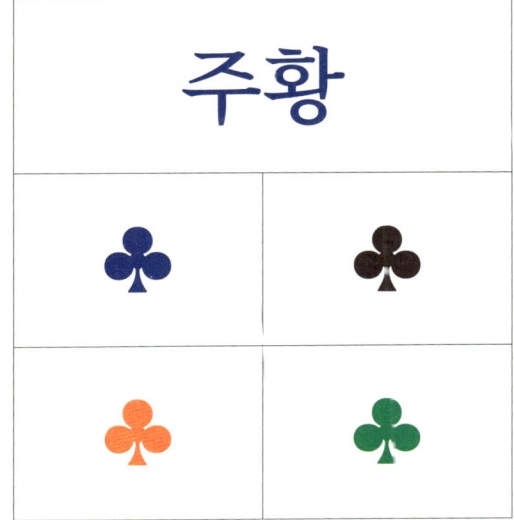
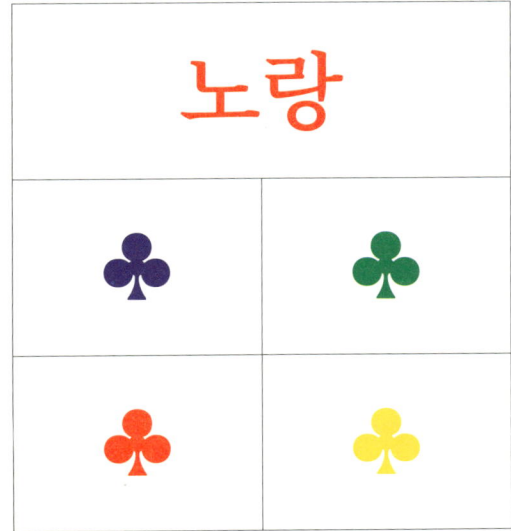
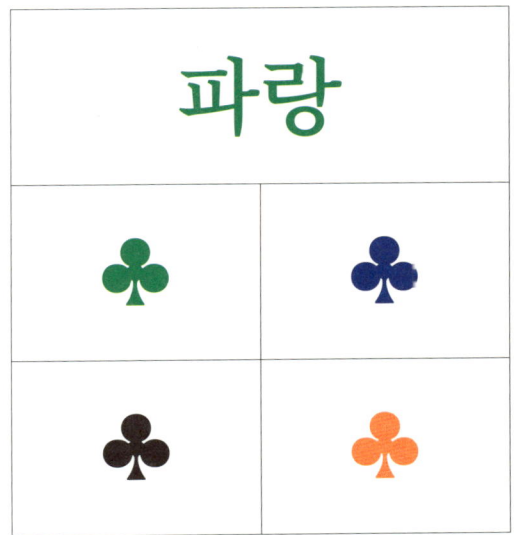

81

뒤섞인 글자 바로 쓰기

날짜: 년 월 일 요일   이름:

순서가 뒤섞인 글자를 바르게 써 주세요.

소 코 뿔 → 코 뿔 소

버 햄 거 → ☐ ☐ ☐

기 자 판 → ☐ ☐ ☐

험 의 보 료 → ☐ ☐ ☐ ☐

톱 손 이 깎 → ☐ ☐ ☐ ☐

조건에 맞는 색깔과 모양 찾기

날짜: 년   월   일   요일   이름:

[보기]의 조건에 맞는 색깔 도형을 찾아 보세요.

보기
녹색 | 오각형

83

그림 조각 찾기

날짜: 년 월 일 요일 이름:

해당하는 그림 조각의 번호를 써주세요.

❶ ❷ ❸ ❹ ❺ ❻

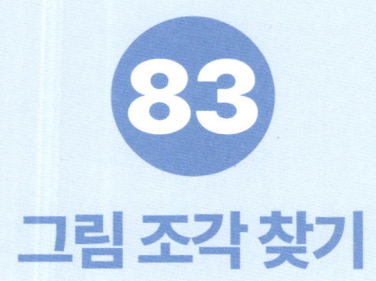

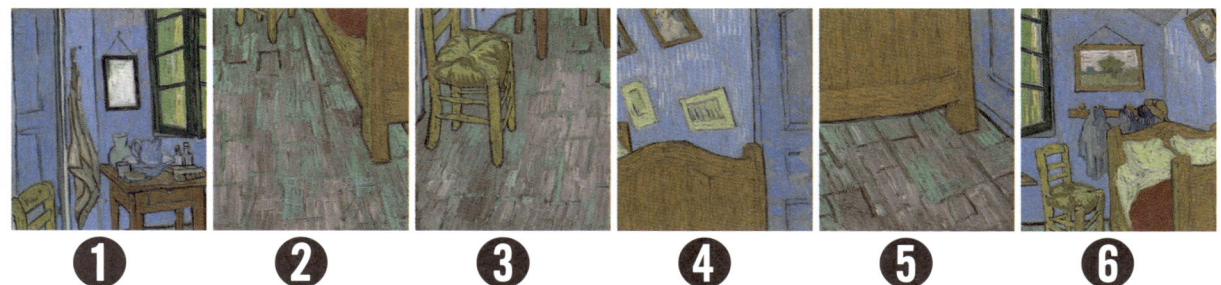

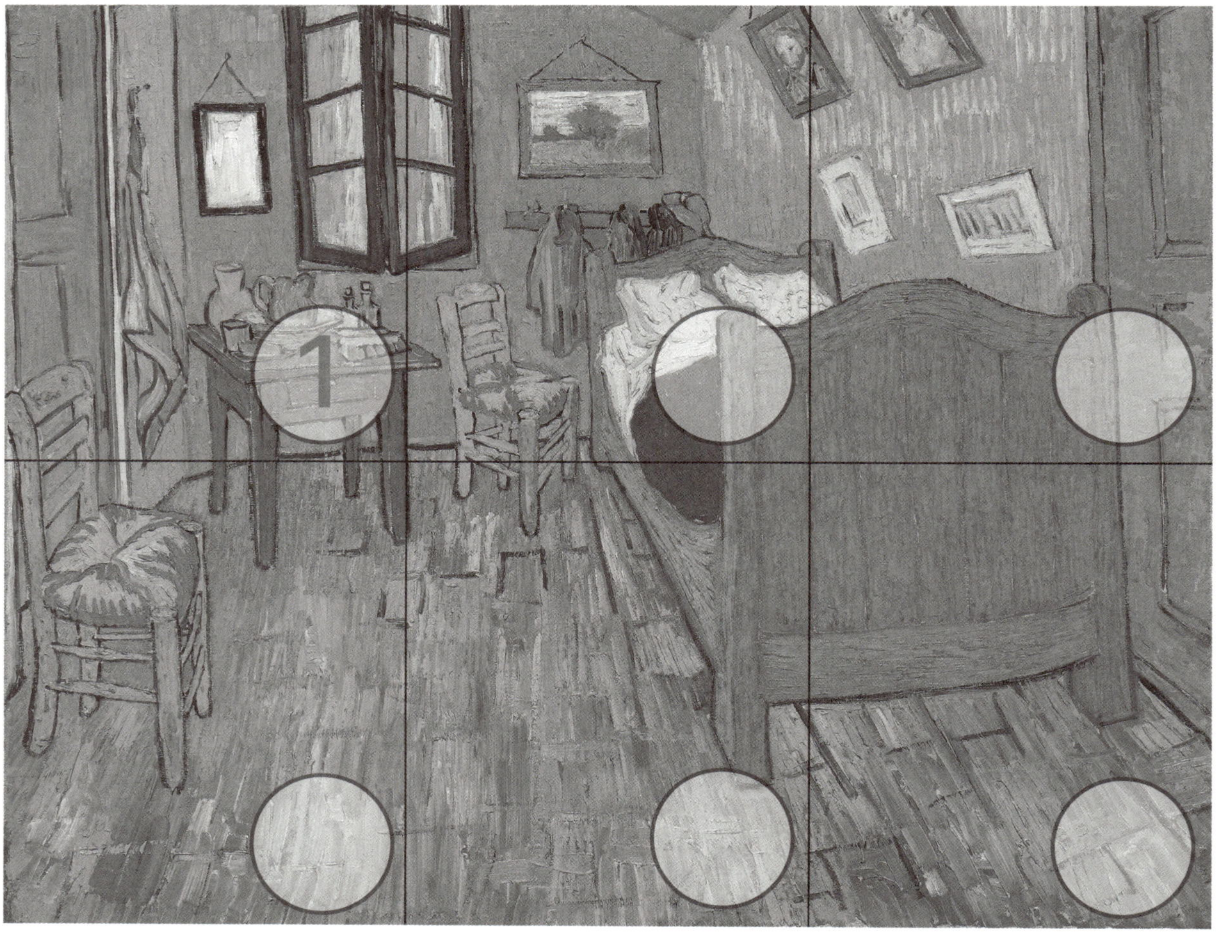

84
한글 찾아 읽기

날짜: 년 월 일 요일   이름:

한글에 동그라미를 치면서 읽어 보세요.

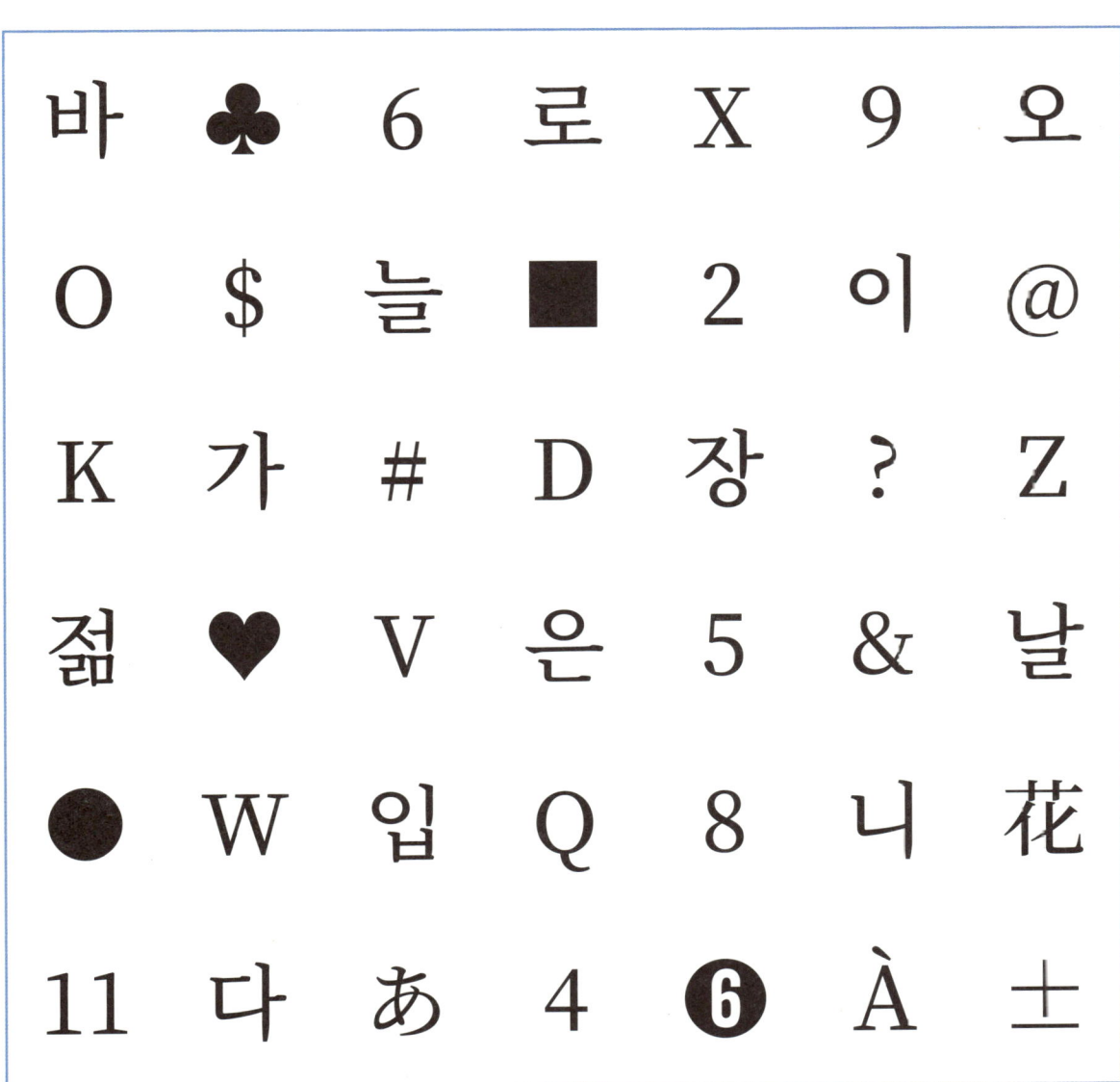

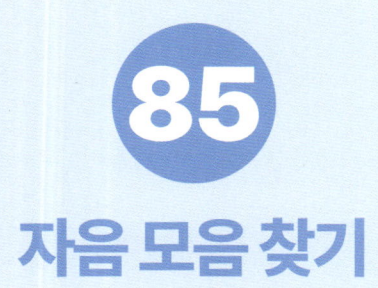

자음 모음 찾기

날짜: 년   월   일   요일   이름:

다음 단어의 자음과 모음을 찾아 보세요.

| 행복 |

ㅂ	ㅁ	ㅇ	ㅑ
ㅛ	ㅔ	ㄴ	ㅐ
ㄷ	ㅗ	ㅎ	ㅜ
ㄱ	ㅈ	ㅡ	ㄹ

86
숫자 비교하기

날짜: 년 월 일 요일   이름:

가장 큰 수부터 작은 수 순서로 오른쪽 칸에 적어 주세요.

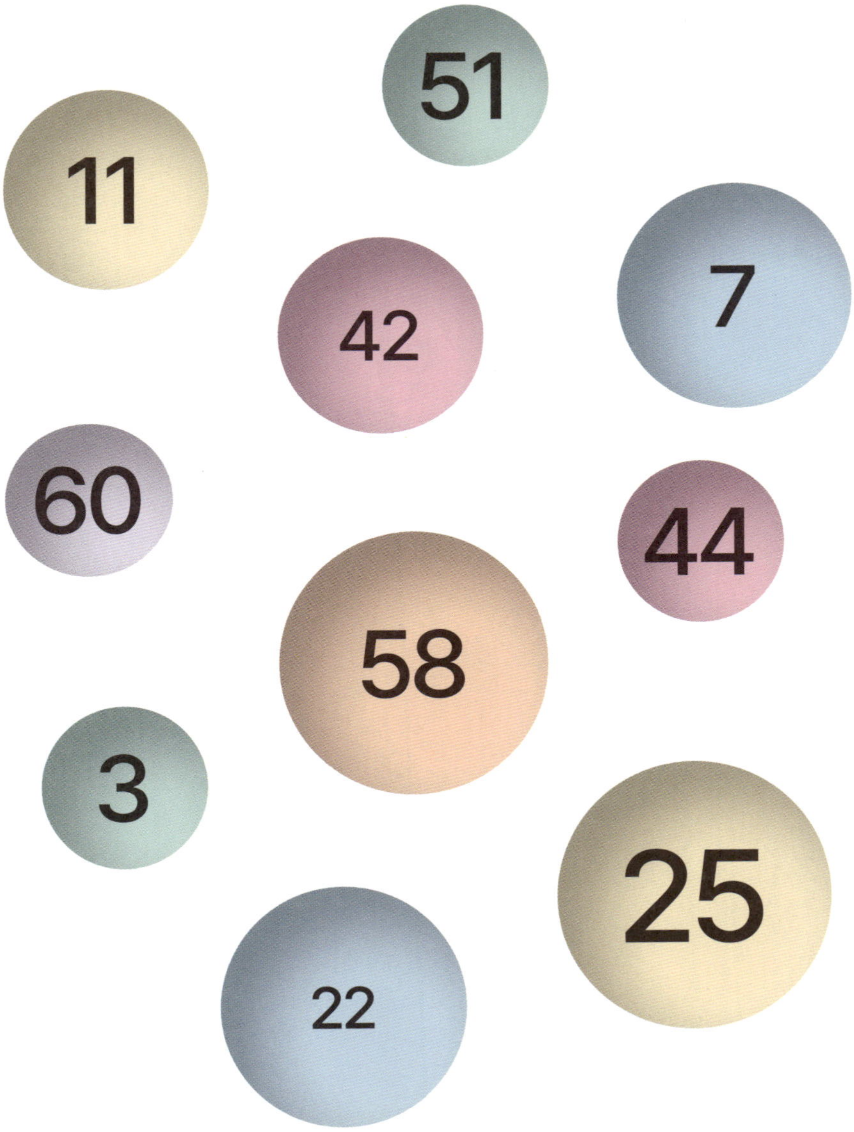

1	60
2	
3	
4	
5	
6	
7	
8	
9	
10	

숫자: 51, 11, 42, 7, 60, 44, 58, 3, 25, 22

87 겹치는 글자 찾기

날짜: 년 월 일 요일 **이름:**

겹치는 글자를 [보기]에서 찾아 적어 주세요.

보기: ~~순~~ 근 좌 찬

이 순 신
　　찰
　　대

출
안 중 ☐
　　길

김
☐ 회 전
진

강 감 ☐
　　바
　　람

88
다섯 고개 단어 맞히기

날짜: 년   월   일   요일   이름:

다음 설명에 맞는 정답을 적어 보세요.

---

1. 이것은 교통수단입니다.

2. 경찰, 묘기, 경주용 등 종류도 다양합니다.

3. 헬멧을 반드시 착용하고 타야 해요.

4. 바퀴가 2개 달린 형태가 기본이에요.

5. 한국에서는 배달하는 용도로 많이 사용해요.

초성 힌트: ㅇㅌ ㅂㅇ

정답: _____

89

수 계산하기: 덧셈

날짜: 년 월 일 요일 이름:

예시를 참고해 합친 수 만큼의 조각을 색칠해 주세요.

예시

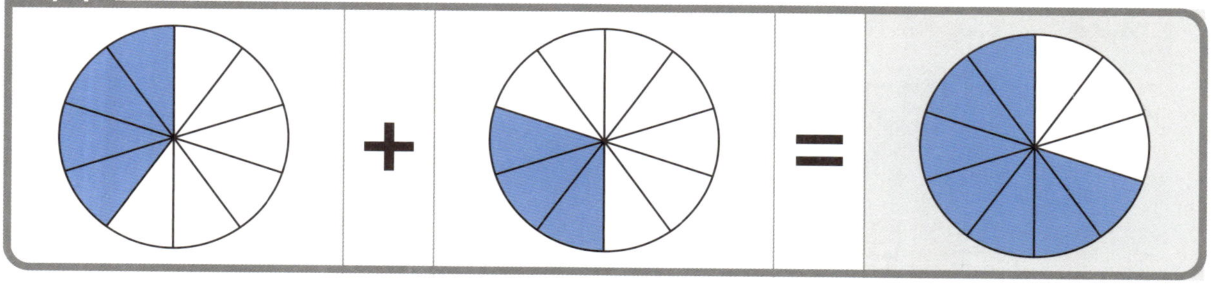

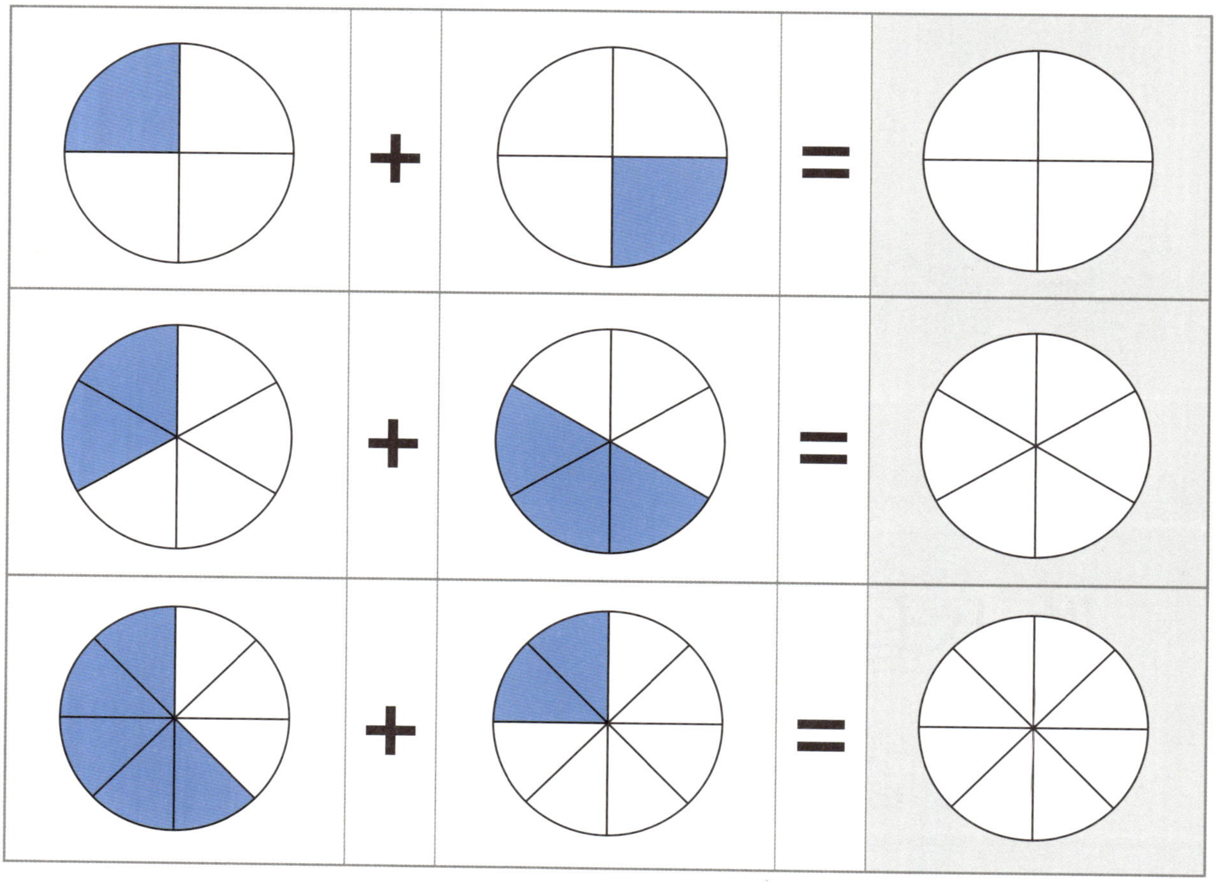

뒤집힌 글자 바로 쓰기

날짜: 년   월   일   요일   이름:

뒤집힌 글자를 바르게 써 주세요.

하나비 □□□

오뚝이 □□□

원숭이 □□□

도베르만 □□□

91

반대말 연결하기

날짜:　　　년　월　일　요일　　이름:

반대말끼리 짝지어 연결해 보세요.

기쁘다　•　　　　　　　•더럽다

웃다　•　　　　　　　•시끄럽다

춥다　•　　　　　　　•흐리다

깨끗하다•　　　　　　　•울다

조용하다•　　　　　　　•덥다

맑다　•　　　　　　　•슬프다

92
빈칸에 숫자 채우기

날짜: 년   월   일   요일   이름:

빈칸에 숫자를 채워 주세요.

2	+		=	5		6
				+		+
		3	+	4	=	
				=		=
7	+		=			
+						
4	+		=	12		
=						

93

그림 속담 완성하기

날짜: 년 월 일 요일   이름:

그림을 보고 속담을 완성해 보세요.

1.

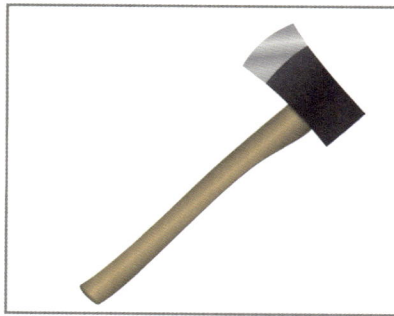 믿는 [   ]에 발등 찍힌다.

2.

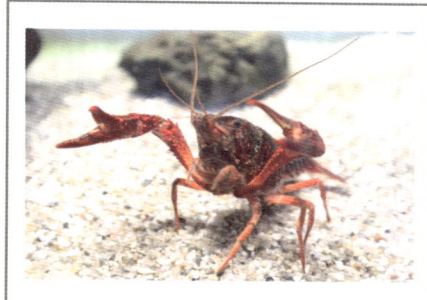 [   ]는 게 편

3.

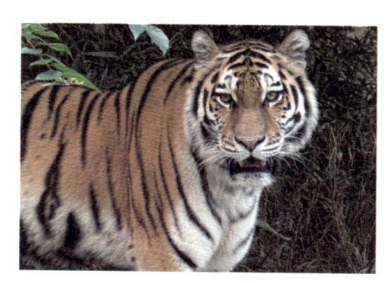 [   ]에게 물려가도 정신만 차리면 산다.

94
공통으로 들어갈 글자 찾기

날짜: 년   월   일   요일   이름:

빈 곳에 공통으로 들어갈 글자는 무엇인가요?

나
- ○뭇가지
- ○룻배
- 하이에○

- ○돗물
- ○레바퀴
- 엿장○

- 수○장
- ○화배우
- 사진찰○

- ○집살이
- ○외버스
- 모범택○

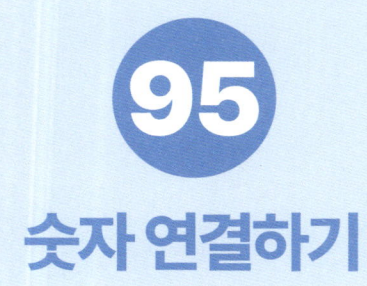

숫자 연결하기

날짜: 년   월   일   요일   이름:

값이 홀수가 되는 것을 찾아 작은 수부터 순서대로 연결해 주세요.

1+2	2×2	3+3	4+4
1+11	2+3	4+3	10-1
3+9	3×5	3+10	1+10
17×1	7×8	8+10	6+6

96
다른 낱말 찾기

날짜:　　년　월　일　요일　　이름:

다른 보기와 관련이 없는 낱말을 찾아 주세요.

1. ① 소금쟁이 ② 개구쟁이 ③ 풍뎅이 ④ 사마귀 ⑤ 잠자리

2. ① 상추 ② 배추 ③ 단추 ④ 고추 ⑤ 부추

3. ① 미역국 ② 된장국 ③ 콩나물국 ④ 우체국 ⑤ 북엇국

4. ① 편의점 ② 백화점 ③ 문제점 ④ 마트 ⑤ 슈퍼마켓

5. ① 십원 ② 백원 ③ 천원 ④ 입원 ⑤ 만원

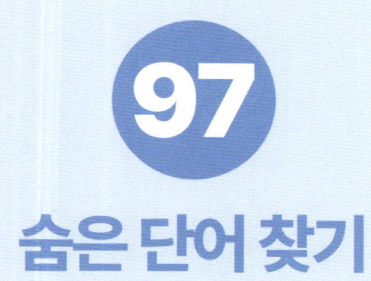

숨은 단어 찾기

날짜:　　　년　월　일　요일　　이름:

[보기]의 단어를 찾아 보세요. (가로, 세로)

보기

코뿔소　악어　얼룩말　치타

설	지	야	실	개	초
치	타	요	눈	코	입
과	얼	굴	뚝	뿔	립
덜	룩	둑	심	소	서
빈	말	방	음	금	니
티	리	부	악	어	울

98
규칙대로 계산하기

날짜: 년   월   일   요일   이름:

가로 방향으로는 5씩 더한 숫자를, 세로 방향으로는 3씩 뺀 숫자를 적어 주세요.

50	55		65		
47					
44					
				61	

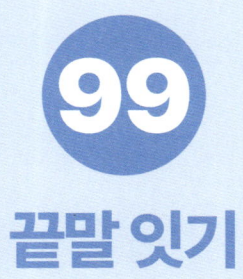

끝말 잇기

날짜:　　　년　월　일　요일　　이름:

앞말의 끝글자가 뒷말의 첫글자가 되도록 끝말 잇기를 해보세요.

| 예시 | 산책 ➜ 책가방 ➜ 방학 ➜ 학생 |

1. 사자 ➜ [　|전|　] ➜ 거지

2. 낙타 ➜ [　|　] ➜ 조개 ➜ 개천절

3. 하마 ➜ [마|　|표] ➜ 표정 ➜ 정부

4. 코알라 ➜ 라디오 ➜ 오렌지 ➜ [　|　]

글자가 뜻하는 색깔 찾기

날짜: 　　년　　월　　일　　요일　　이름:

글자가 뜻하는 색깔을 찾아 보세요.

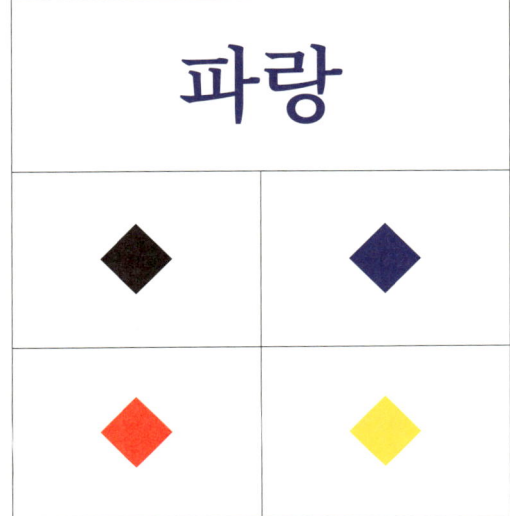
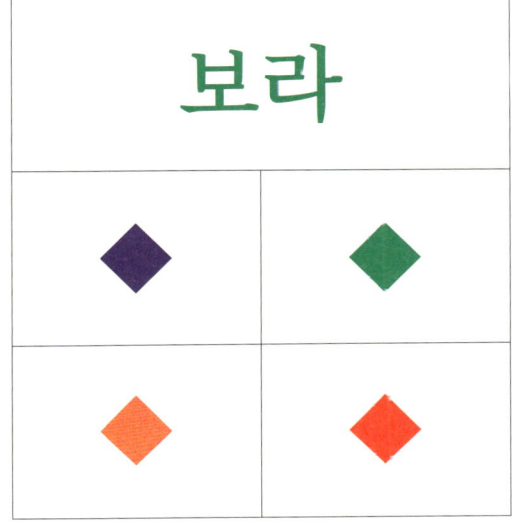
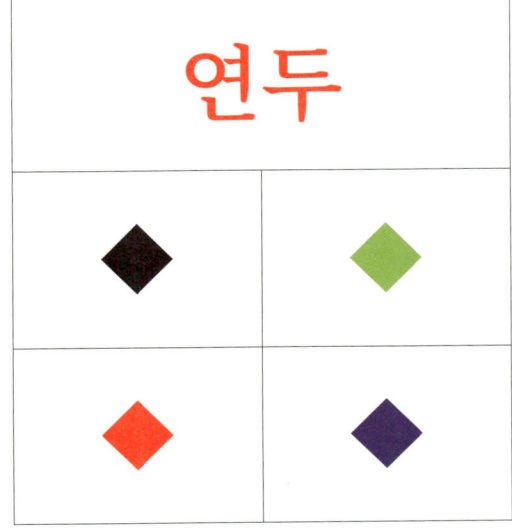
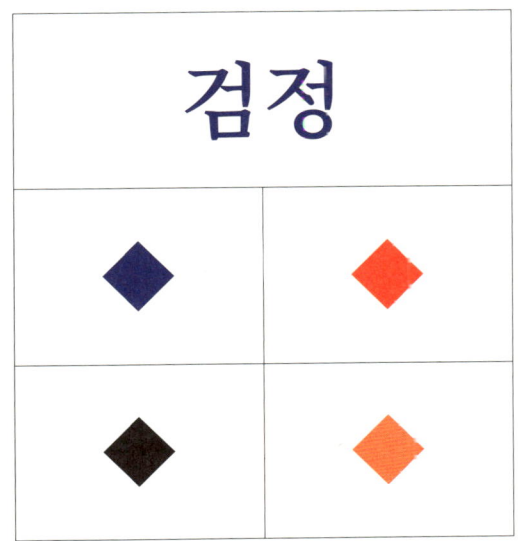

정답 1~20번

1	아버지, 탕수육, 머리카락, 만리장성
2	▼
3	④
4	세상을 살아보니 건강이 최고더라
5	ㅎ, ㅁ, ㅕ, ㅏ, ㅇ (ㄴ ㄱ ㊉ ㅑ / ㊍ ㅓ ㅠ ㊉ / ㅔ ㊉ ㅈ ㄴ / ㄷ ㊉ ㄹ ㅣ)
6	4 6 3 7 8 2 5
7	차 / 표 / 거
8	돼지
9	10+5=15 / 6+5=11 / 7+5=12
10	제주도, 해운대, 주문진, 다대포
11	가깝다↔멀다, 나오다↔들어가다, 넓다↔좁다, 높다↔낮다, 두껍다↔얇다, 많다↔적다
12	4 5 6 / 30 33 34 / 19 21 / 56 57 59 / 89 90 92
13	우물, 바늘, 꿩
14	보, 름, 장
15	(미로 경로: 1-2-3-4-5-13-14-15-16-12-11-10-9-22-23-21-20-19-18-17-24-25)
16	④, ③, ②, ⑤, ④
17	복숭아, 사과, 파인애플, 포도
18	3 11 14 / 11 2 9 / 2 3 6
19	사, 기 / 우산 / 요 / 방석(방귀, 방향 등)
20	● / ● / ● / ● (빨강/파랑/초록/검정)

정답 21~40번

21 자전거, 육개장, 텔레비전, 만수무강

22 🔴

23 3, 5, 4, 1

24 잘 물든 단풍은 봄꽃보다 아름답다

25 (ㅎ, ㅗ, ㅁ, ㅘ, ㄱ 동그라미)

26 4 5 3 2 1

27 국 / 탕 / 장

28 수박

29 10-5=5 / 6-5=1 / 7-5=2

30 얼룩말, 멧돼지, 코알라, 원숭이

31 겉↔속, 가로↔세로, 앞↔뒤, 남자↔여자, 성공↔실패, 처음↔끝

32 8 7 6 / 98 97 96 / 28 27 26 / 21 20 19 / 44 42 41

33 고양이, 고추, 안경

34 동, 찰, 미

35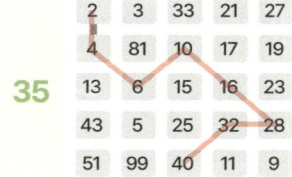

36 ④, ③, ⑤, ①, ③

37 (벚꽃, 개나리, 목련, 철쭉 동그라미)

38 2, 4, 3

39 금, 달 / 불빛 / 마 / 회전문(회의장 등)

40 ♠ / ♠ / ♠ / ♠

정답 41~60번

41	운동화, 앞치마, 스마트폰, 신데렐라
42	🟨
43	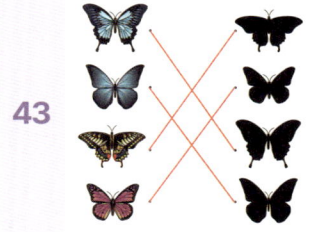
44	예쁜 것을 보고 편한 소리를 듣자
45	(ㅈ, ㄴ, ㄱ, ㅋ, ㄴ, ㅇ)
46	2 4 9 7 8 3 5 1
47	관 / 베 / 트
48	잡채
49	4+4=8 / 2+5=7 / 7+4=11
50	핸드폰, 냉장고, 선풍기, 정수기
51	낮↔밤, 어른↔아이, 안↔밖, 공격↔수비, 위↔아래, 먼저↔나중
52	9 / 7 11 13 / 14 16 / 94 96 98 / 13 15 17
53	솥뚜껑, 굴뚝, 올챙이
54	한, 중, 독
55	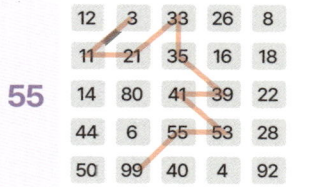
56	②, ②, ④, ⑤, ③
57	(비빔밥, 칼국수, 청국장, 삼계탕)
58	1+3+2=6 / 4+8+5=17 / 1+5-3=3
59	표, 판 / 돌풍 / 강 / 업적(업무 등)
60	💛 / ❤️ / 🖤 / 💚

정답 61~80번

61 삼계탕, 현관문, 풍수지리, 선글라스

62 ↓

63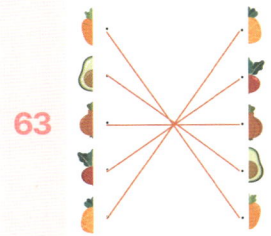

64 나의 삶은 나의 마음이 만드는 것이다

65 ㅏ, ㄷ, ㅋ, ㄹ, ㅗ, ㅁ (동그라미 표시)

66 6 2 / 3 5 / 4 1

67 화 / 홍 / 선

68 한글날

69 8-3=5 / 9-3=6 / 6-2=4

70 육개장, 미역국, 짜장면, 비빔밥

71 있다↔없다, 가볍다↔무겁다, 열다↔닫다, 같다↔다르다, 크다↔작다, 쉽다↔어렵다

72 4 / 6 / 3 / 3

73 미꾸라지, 원숭이, 까마귀

74 선, 대, 교

75 (경로: 1+1 → 2×2 → 3+2 → 3+3 → 4×2 → 5+5 → 6×2 → 7+7 → 10×2 → 11+7)

76 ⑤, ③, ②, ④, ②

77 연날리기, 화제, 투석기, 윷놀이

78 47, 67, 85, 28, 83, 68, 38, 55, 79, 99

79 울, 도 / 산소 / 투(화) / 기름(기체, 기술 등)

80 ♣ / ♣ / ♣ / ♣

정답 81~100번

81 햄버거, 자판기, 의료보험, 손톱깎이

82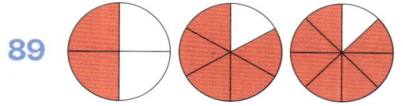

83 6 4 / 3 2 5

84 바로 오늘이 가장 젊은 날입니다

85

ㅂ	ㅁ	ㅇ	ㅑ
ㅛ	ㅔ	ㄴ	ㅐ
ㄷ	ㅗ	ㅎ	ㅜ
ㄱ	ㅈ	ㅡ	ㄹ

(circled: ㅂ, ㅇ, ㅐ, ㅗ, ㅎ, ㄱ)

86 58 51 44 42 25 22 11 7 3

87 근 / 좌 / 찬

88 오토바이

89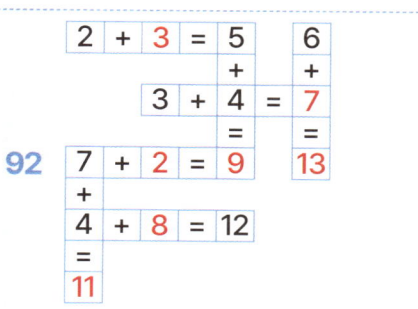

90 바나나, 오렌지, 복숭아, 청포도

91 기쁘다↔슬프다, 웃다↔울다, 춥다↔덥다, 깨끗하다↔더럽다, 조용하다↔시끄럽다, 맑다↔흐리다

92

2	+	3	=	5		6
				+		+
		3	+	4	=	7
				=		=
7	+	2	=	9		13
+						
4	+	8	=	12		
=						
11						

93 도끼, 가재, 호랑이

94 수, 영, 시

95

1+2	2×2	3+3	4+4
1+11	2+3	4+3	10−1
3+9	3×5	3+10	1+10
17×1	7×8	8+10	6+6

96 ②, ③, ④, ③, ④

97

설	지	야	실	개	초
치	타	요	눈	코	입
과	얼	굴	뚝	뺄	립
덜	룩	독	심	소	서
빈	갈	방	음	금	니
티	리	부	악	어	울

98

50	55	60	65	70	75
47	52	57	62	67	72
44	49	54	59	64	69
41	46	51	56	61	66
38	43	48	53	58	63
35	40	45	50	55	60

99 자, 거 / 타조 / 침 / 지구(지혜 등)

100 ◆ / ◆ / ◆ / ◆

사용 그림 목록

6번 Designed by rawpixel.com / Freepik 9번·29번 Image by tohamina on Freepik 18번 Image by luis_molinero on Freepik 38번 Image by freepik 43번 Image by wannapik on Freepik 46번 Image by pch.vector on Freepik 49번 Image by freepik 63번 Image by freepik 66번 3개: Image by wirestock on Freepik 4개: Image by our-team on Freepik 6개: Image by jigsawstocker on Freepik 10개: Image by jcomp on Freepik 12개: Image by tohamina on Freepik 14개: Image by stockking on Freepik 69번 Image by macrovector on freepik 표지 Image by freepik

백 세까지 건강한 뇌, 백 문제로 치매 예방
100세 100문 인지 강화 두뇌 퀴즈

1판 4쇄 펴냄 2026년 2월 10일

지은이 WG Contents Group

펴낸곳 ㈜북핀
등록 제2021-000086호(2021. 11. 9)
주소 경기도 부천시 조마루로385번길 92
전화 032-240-6110 / **팩스** 02-6969-9737

ISBN 979-11-91443-26-4 13690
값   12,000원

이 책은 저작권법에 따라 보호받는 저작물이므로 무단전재와 무단복제를 금합니다.
파본이나 잘못 만들어진 책은 구입하신 서점에서 바꾸어 드립니다.
Copyright ⓒ 2024 by WG Contents Group
All rights reserved. No part of this publication may be reproduced, stored in a retrieval system, or transmitted in any form or by any means, without the prior written permission of the publishers.